D1735906

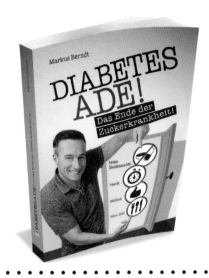

DIABETES ADE! Das Ende der Zuckerkrankheit!

Das Standardwerk zum natürlichen Bekämpfen von Diabetes Typ-2 erhalten Sie unter ISBN 978-3-200-04283-4 im gesamten Buchhandel, auf Amazon und unter www.connect-shop.net.

Der Autor Markus Berndt beschreibt auf 224 Seiten, wie es ihm gelungen ist, die Zuckerkrankheit auf Dauer zu besiegen und gibt zahlreiche Tipps zum Nachmachen.
Noch nie war es so einfach, Diabetes Typ-2 in die Knie zu zwingen!

Bildnachweis
Coverbild:
Fotograf: Richard Tanzer/ richardtanzer.com

© Erwin Schwirkschlies S. 34, 80, 81
© womue/Fotolia.com S.8, © Schwoab/Fotolia.com S.13, © Swapan/Fotolia.com S. 27, © HLPhoto/Fotolia.com S. 26, © FomaA/Fotolia.com S. 29, © vkuslandia/Fotolia.com S. 20. 22, © robynmac/Fotolia.com S. 18, ©Fanfo/Fotolia.com S. 19, © nata_vkusidey/Fotolia.com S. 21, 50, 51, © Peredniankina/Fotolia.com S. 35, © supercat67/Fotolia.com S. 49, © kab-vision/ Fotolia.com S. 47,72, © fahrwasser/Fotolia.com S. 42, © anna_shepulova/Fotolia.com S. 10, 11, 16, 40, 32, 30, 79, 83, 67, 84, © oleksandrausenko/Fotolia.com S. 33, © minadezhda/Fotolia.com S. 14, 12, © Dar1930/Fotolia.com S. 15, © koss13/Fotolia.com S. 37, © lilechka75/Fotolia.com S. 31, © Brent Hofacker/Fotolia.com S. 52, 88, 66 © Heike, Jestram/Fotolia.com S. 58, © DanielKoell/Fotolia.com S. 75, © ji_images/Fotolia.com S. 76, © unpict/Fotolia.com S. 74, © Martin Turzak/Fotolia.com S. 82, © A_Lein/Fotolia.com S. 73, © ld1976/Fotolia.com S. 77, © fahrwasser/Fotolia.com S. 66, © slunicko24/Fotolia.com S. 28, © manuta/Fotolia.com S. 70, © BillionPhotos.com/Fotolia.com S. 92, © Grafvision/Fotolia.com S. 86, © VRD S. 69, © Printemps/Fotolia.com S. 64, © scerpica/Fotolia.com S. 93
1. Auflage, März 2016
Veröffentlicht im Eigenverlag

Umschlaggestaltung und Layout: Elena Kotiya
Lektorat: Christa Stalzer, Irene Zehetner
Druck und Bindung: Samson Druck GmbH, St. Margarethen im Lungau
Printed in Austria

ISBN 978-3-9504245-3-9
Preis: € 19,90

Hinweis:
Sofern nichts anderes angegeben, wird Vollmilch (3,5% Fett) verwendet. Mit Pfeffer ist frischgemahlener schwarzer Pfeffer gemeint. Gemüsesorten sind grundsätzlich von mittlerer Größe. Eier sind in Größe M. Die angegebenen Zeiten sind lediglich Richtwerte. Die Backzeit kann je nach Ofen variieren. Löffelmengen: 1 EL = 15 ml, 1 TL = 5 ml.

DIABETES ADE!

KOCHEN
BACKEN
NASCHEN

Für Schlankschlemmer, Genussspechte und Schlauesser – auch für verwöhnte Gaumen geeignet!

Das „Wesen“ dieses Kochbuchs und der Anspruch, den der Autor daran stellt:

Kochbücher gibt es wie Sand am Meer, und jedes hat sicherlich seine Berechtigung. Das Ihnen hier vorliegende »Diabetes Ade Kochbuch« hat seinen Schwerpunkt darauf gelegt, Ihnen Rezepte vorzustellen, die besonders in Hinblick auf den Blutzuckerverlauf und eine mögliche Diabetes Typ-2 Erkrankung positive Aspekte mit sich bringen. Natürlich eignet sich diese Art der Küche auch hervorragend dazu, es gar nicht so weit kommen zu lassen, und leistet dadurch wertvolle Präventionsarbeit.
Der stoffwechseloptimierte Ansatz der „Diabetes Ade-Küche“ lässt jedoch auch zusätzlich, wie von Zauberhand geführt, überflüssige Kilos nur so dahinschmelzen. Sie werden überrascht sein, wie gut Abnehmen schmecken kann, und das Ganze völlig ohne ungeliebte Diät!
Dabei wurde darauf geachtet, nicht unbedingt nur Gerichte zu wählen, die der geneigte Leser sowieso üblicherweise in seinem Speiseplan vorfindet. Dass Fisch, Fleisch und auch Gemüse kaum den Blutzucker ansteigen lassen, ist Ihnen sicherlich geläufig. Doch waren Ihnen bereits die vielen Gewürze bekannt, die Ihren Blutzucker förmlich in die „Knie zwingen“? Und wussten Sie, dass es eine bestimmte Zubereitungsart der sonst so „figurfeindlichen“ Beilagen-Küche gibt, die im Vergleich zu herkömmlichen Kochvorgängen weitaus kalorienschonender ist, und auch den Blutzucker bedeutend weniger heftig ansteigen lässt?
Auf diese Art können auch Diabetiker und Abnehmwillige endlich wieder Kartoffel, Reis und Pasta genießen, ohne dabei ein schlechtes Gewissen haben zu müssen!
Besonders stolz sind wir auch auf unsere Brotrezepte, die Sie in dieser Form wahrscheinlich noch nicht kennen. Sie werden erstaunt sein, wie gut gesundes Brot schmecken kann und welche Vielfalt möglich ist.
Da wir in unserem Kochbuch selbstverständlich auf Weizen und Zucker verzichten, lassen Sie sich doch durch unsere süßen Geheimnisse davon überzeugen, wie leicht der Verzicht auf diese vitalstoffarmen Nahrungsmittel fallen kann.
Noch nie war Naschen so sehr erlaubt und gewünscht!
Haben Sie viel Freude beim Nachkochen, wir hoffen, Sie mit unseren ausgewählten Rezepten auch ein wenig zum Experimentieren inspirieren zu können! Sie werden schon bald erfreut darüber sein, mit wie wenig Aufwand man einen völlig neuen Zugang zu einem so emotionalen Thema wie Essen findet. Es wird Ihnen nicht nur gut schmecken, die gesundheitlichen Vorteile werden Sie auf Dauer mehr als fürstlich belohnen!

Nachsatz: *Wir haben bei der Auswahl der Speisen bewusst auf die diversen „Ernährungstrends & kulinarischen Modeerscheinungen“ verzichtet und uns bemüht, die unterschiedlichsten Vorlieben der verschiedenen Menschen anzusprechen. Daher finden Sie unter unseren Rezepten sowohl Fleisch & Fischgerichte, wie auch rein vegetarisch und sogar vegane Speisen. Persönlich haben wir uns auch von Low Carb und Paleo Ansätzen inspirieren lassen, möchten jedoch keine der angesprochenen „Essrichtungen“ präferieren oder gar bewerten.*

INHALT

GEWÜRZE

KURKUMA

Kurkuma gehört zur Familie der Ingwergewächse und wird gerne in der TCM und im Ayurveda verwendet. Der bedeutendste Inhaltsstoff der Heilpflanze ist Kurkumin, dem man entzündungshemmende und schmerzstillende Eigenschaften zuschreibt. Die auch als indischer Safran bekannte Pflanze kann den Blutzucker senken und ist durch seine, die Betazellen anregende Eigenschaft sogar in der Lage, die Entwicklung einer Diabeteserkrankung hinauszuzögern.

BOCKSHORNKLEESAMEN (AUCH GEMAHLEN)

Bockshornklee ist nicht nur als eigenes Gewürz und Bestandteil vieler Curry-Mischungen bekannt, sondern auch als vielseitiges Heilmittel sehr beliebt. Bockshornklee reguliert den Blutzuckerspiegel und verbessert die Blutfettwerte. Möglicherweise hemmen Bockshornkleesamen die Aufnahme von Kohlenhydraten wie Zucker oder Stärke.

LORBEERBLÄTTER

Lorbeer wird sowohl in der Medizin, wie auch beim Kochen eingesetzt. Lorbeerblätter enthalten ätherische Öle und haben eine harmonische, würzig leichte Bitternote. Das Blatt kann, zum Beispiel in einer Sauce, mitgekocht werden, in getrockneter Form sollte es allerdings nicht verzehrt werden! Lorbeer reduziert das schlechte LDL-Cholesterin und verbessert die Insulinfunktion.

KARDAMOMKAPSELN

Kardamom gehört zu den Ingwergewächsen, die ölig schwarzen Samen werden sowohl in süßen wie auch würzigeren Speisen verwendet und sind aufgrund ihres exotisch warmen Geschmacks sehr beliebt. Man würzt damit Backwaren oder Reis, in arabischen Ländern gerne auch den Kaffee. Wenn man es als Heilmittel verwendet, sollte man besser die Samen kaufen und diese selbst pulverisieren. Man setzt Kardamom unter anderem gegen Nierensteine ein, aber auch bei chronischer Bronchitis oder gegen Blähungen. Kardamomkapselnliefern ein wertvolles ätherisches Öl, dessen Inhaltsstoffe Borneol und Cineol gelten als antibakteriell.

CURRYMISCHUNG

Wenn es ums Würzen geht, ist Curry meistens eine gute Wahl. Wenn Sie in Eile sind und keine fertige Mischung zur Hand haben oder lieber selbst experimentieren möchten, kann man Curry auch leicht selbst herstellen. Dazu eignen sich zum Beispiel folgende Zutaten: Die Samen von Bockshornklee, Fenchel und Koriander, dazu mischt man Senfkörner, Kreuzkümmel, Cayennepfeffer, Wacholderbeeren, Paprika, Zimt, Kardamom, Ingwer, Knoblauch, Chili und Kurkuma. Alle Zutaten fein mahlen, wer will, kann die Mischung in der Pfanne auch noch kurz anrösten, danach einfach auskühlen lassen.

GARAM MASALA

Man nennt es auch „heißes Gewürz", und es wird primär zur Herstellung von Curry-Gerichten verwendet. Wenn man es selbst herstellt, verwendet man dazu am besten folgende Gewürze: Zimt, Gewürznelken, Kardamom, Kreuzkümmel, Muskatnuss, Chili, Kurkuma, Lorbeerblätter und Schwarzpfeffer. Fein mahlen und im vorgeheizten Backrohr auf einem Backblech zirka eine halbe Stunde bei 100 °C rösten.

KORIANDER

Der Koriander ist ein Verwandter von Fenchel, Kümmel und Anis, er hat antibakterielle und appetitfördernde Wirkung. Koriander lässt sich sowohl als Tee wie auch als Gewürz anwenden, die indische Küche ist ohne dieses Gewürz undenkbar. In Indien und manchen Teilen Europas gelten die Samen des Korianders aufgrund ihrer blutzuckersenkenden Wirkung sogar als „antidiabetisch".

CHMELI SUNELI

Diese georgische Gewürzmischung ist wirklich etwas ganz Besonderes. Man kann sie zum Beispiel aus gemahlenem Koriander, Basilikum, Dill, Bohnenkraut, Petersilie, Thymian, Bockshornklee, Schabziger Klee, Minze, schwarzem Pfeffer, Estragon und eventuell noch Melisse und Paprikapulver herstellen. Liegt es vielleicht am Geheimnis dieser Gewürzmischung, dass die Bergbewohner Georgiens, die noch heute „ihr Chmeli Suneli" selbst herstellen, oft über vitale hundert Jahre alt werden?

OREGANO

Eines der bekanntesten und beliebtesten Gewürze, nicht nur in der italienischen Küche. Doch die auch als wilder Majoran bekannte Pflanze ist ebenso ob ihrer Heilkraft begehrt. Und wird deshalb aufgrund ihrer Gerb- und Bitterstoffe sowie ätherischen Öle gerne bei Verdauungsbeschwerden eingesetzt.

Das ätherische Oregano-Öl gilt als eines der am stärksten wirkenden natürlichen Antibiotika, die Wirkstoffe in den Oregano-Blättern haben positive Effekte auf den Blutzuckerspiegel.

Majoran

Man verwendet Majoran unter anderem als Würze für schwer verdauliche und fette Speisen, da er ähnlich wie Kümmel die Verdauung stärkt. Die ätherischen Öle der stark aromatischen Pflanze wirken antibakteriell und krampflösend, wodurch sie auch gerne gegen Magenkoliken, Verstopfung und Grippe eingesetzt wird. Frischer Majoran hat übrigens den beachtlichen ORAC-Wert von 27297. Lebensmittel mit einem hohen ORAC-Wert schützen den Körper vor freien Radikalen.

Rosmarin

Er ist wohl eines der am meisten verwendeten mediterranen Kräuter, wer kennt ihn nicht, den Lebenskraft erweckenden Duft des Rosmarins? Die anregende Wirkung hilft bei niedrigem Blutdruck, dazu wirkt Rosmarin antibakteriell, entzündungshemmend, schmerzstillend und unterstützt Leber, Nieren und Galle. Ein Extrakt aus Rosmarin senkt wie Oregano den Blutzuckerspiegel und intensiviert die Insulinausschüttung.

Bohnenkraut

Kaum jemand weiß, dass Bohnenkraut auch in Teilen Deutschlands und Österreichs als wildwachsende Pflanze zu finden ist. Verwandt mit Kräutern der mediterranen Küche, wie zum Beispiel Rosmarin, Salbei und Thymian, wird es gerne zu Bratkartoffeln, Kürbis, Pilzspeisen, Hülsenfrüchten und Brathuhn verwendet. Dank seinem würzig-/pfeffrigen Geschmack und nicht zuletzt aufgrund seiner verdauungsfördernden und krebshemmenden Wirkung, sowie seiner, bedingt durch die aromatischen Bitterstoffe, unterstützenden Blutzuckerregulierung verdient sich das Bohnenkraut zu Recht einen Ehrenplatz in der gut sortierten Gewürzküche.

Thymian

Thymian prägt in erster Linie den Geschmack der französischen und auch italienischen Küche und wird gerne zu Fleisch- und Fischgerichten, sowie Suppen und Saucen verwendet. Der Thymian ist zugleich Gewürz- wie auch Heilpflanze und gilt als wahrer Allrounder unter den Küchenkräutern. Ob klassisch gegen Erkältung und Verdauungsbeschwerden eingesetzt, oder zur Stärkung des Immunsystems, der keimtötende Thymian überzeugt durch eine Reihe höchst wirkungsvoller Inhaltsstoffe wie ätherische Öle und sekundäre Pflanzenstoffe.

Cayennepfeffer

Der aus gemahlenen Chilischoten bestehende Cayennepfeffer beschleunigt Stoffwechsel und Fettverbrennung zugleich. Er reduziert Blutfettwerte wie das schädliche LDL-Cholesterin und Triglyceride, zudem senkt Cayennepfeffer den Blutzucker. Die Schärfe hat diese spezielle Pfefferart von einem sekundären Pflanzenstoff namens Capsaicin, der sogar freie Radikale neutralisieren kann. Man verwendet Cayennepfeffer gerne zu pikanten Gerichten wie Chili con Carne, scharfen Saucen und Suppen.

Ingwer

Aufgrund seines ätherischen Öls und aromatischen Harzen besitzt Ingwer den ihm eigenen brennend-/würzigen Geschmack. Gerne eingesetzt zu Curry- und Chutney Gerichten erfreut sich Ingwer jedoch auch bei Sushi und Pasta, sowie Suppen und Saucen immer größerer Beliebtheit.

Seine bioaktiven Wirkstoffe werden zudem gegen eine ganze Reihe von Erkrankungen eingesetzt, was dem Ingwer einen Ehrenplatz in der Riege der heilenden Gewürzpflanzen einbringt. Nicht nur in der TCM, sondern auch in der europäischen Medizin wird der Heilkraft des Ingwers größte Aufmerksamkeit zuteil. Die über 160 verschiedenen Wirkstoffe werden zum Beispiel bei Magen-/Darmbeschwerden, Grippe, Migräne, Bronchitis, Rheuma und gegen bestimmte Krebsarten eingesetzt. Für Diabetiker besonders interessant ist, dass die im Ingwer enthaltenen Gingerole entscheidend zur Senkung des Blutzuckerspiegels beitragen. Gingerol macht die Betazellen wieder empfindlicher für das körpereigene Insulin.

Zimt

Es ist längst kein Geheimnis mehr, dass Zimt nicht nur zahlreiche Süßspeisen verfeinert, sondern auch den Blutzucker bis zu 20% senken kann. Allerdings sollte man Ceylon-Zimt aufgrund der geringeren Menge an Cumarin dem billigeren Cassia-Zimt vorziehen.

ZUCKERERSATZ

Yacon Wurzel

Wenig Kalorien, ein niedriger Glykämischer Index (GI) sowie der hohe Anteil an Inulin und Fructooligosacchariden macht die Yacon Wurzel als Zuckerersatz so attraktiv. Yacon wirkt sich zudem positiv auf den Cholesterinspiegel und eine etwaige Insulinresistenz aus.

Birkenzucker

Der Zuckeraustauschstoff Birkenzucker (Xylit) ist ein zahnfreundlicher Zuckerersatz mit 40% weniger Kalorien als Zucker und einem Glykämischen Index (GI) von 8. Birkenzucker kann bei übermäßigem Verzehr und während der Umgewöhnungsphase eine Zeit lang leicht abführend wirken.

Erythrit

Der Zuckeraustauschstoff Erythrit ist ein kalorienfreier Zuckerersatz mit einem Glykämischen Index (GI) von 0. Er ist bei Diabetikern sehr beliebt, da er zu keinem Anstieg des Blutzuckers führt.

Kokosblütenzucker

Kokosblütenzucker wird aus dem Blütennektar der Kokospalme gewonnen. Er eignet sich gut zum Backen und ist im Gegensatz zu weißem Handelszucker voller Mineralstoffe und Vitamine. Glykämischer Index (GI) von herkömmlichem Zucker = 68, GI von Kokosblütenzucker = 35.

Stevia

Stevia übt keinen Einfluss auf den Blutzuckerspiegel aus und eignet sich besonders für Diabetiker und übergewichtige Menschen als Zuckerersatz. Es besitzt keinen Brennwert und hat auch keine Auswirkung auf den Kohlenhydrat- und Fettstoffwechsel.

RESISTENTE STÄRKE

Resistente Stärke ist, ähnlich wie Ballaststoffe, resistent gegen Verdauungsenzyme.

Aus stärkehaltigen Lebensmitteln wie Kartoffeln, Pasta und Reis lässt sich durch Erhitzen und anschließendes Abkühlen eine sogenannte „resistente Stärke" erzeugen. Die Lebensmittel verändern durch diesen Vorgang ihre Struktur und erhöhen dadurch den Sättigungseffekt.

Resistente Stärke verbessert unter anderem die Insulin-Sensitivität bei Menschen mit metabolischem Syndrom, zudem wirkt sie sich positiv auf den Cholesterinspiegel aus. Erfreulicherweise werden die genannten Lebensmittel durch den beschriebenen Prozess auch kalorienärmer, erhöhen weniger stark den Blutzuckerspiegel und machen länger satt.

Tipp: Kochen Sie Kartoffeln, Pasta oder Reis am Vortag und stellen Sie diese im Anschluss ausgekühlt für mindestens 24 Stunden in den Kühlschrank. Danach können Sie die Lebensmittel wie gewohnt erhitzen und verarbeiten.

SUPPEN

Erbsencremesuppe mit Speck

Erbsen gehören zu den Hülsenfrüchten, sie enthalten neben Eiweiß, Mineralstoffen und Spurenelementen auch noch die Vitamine B1 und B2. Wie alle Lebensmittel mit einem hohen Anteil an Ballaststoffen steigt der Blutzucker nach dessen Verzehr nur langsam an, zudem hält das Sättigungsgefühl lange an.

Zeit: 25 Minuten

Schwierigkeitsgrad:

Zutaten für 2 Personen

500 g Erbsen
2 Zwiebeln
600 ml Gemüsefond
2 EL Dinkelmehl
200 ml Schlagobers
30-50 g Speck
1 Prise Salz
Pfeffer nach Geschmack
Kokosöl
1/2 Bund Petersilie

1. Zwiebeln fein hacken und in einer Pfanne mit Kokosöl glasig anschwitzen.

2. Erbsen hinzufügen und 3 Minuten mitdünsten. Gemüsefond eingießen und 10 Minuten köcheln lassen.

3. Schlagobers einrühren, pürieren, würzen und durch ein Sieb streichen.

4. Speck in Würfel schneiden und in einer Pfanne mit wenig Butter anbraten.

5. Zum Servieren mit feingehackter Petersilie bestreuen und mit Speck belegen.

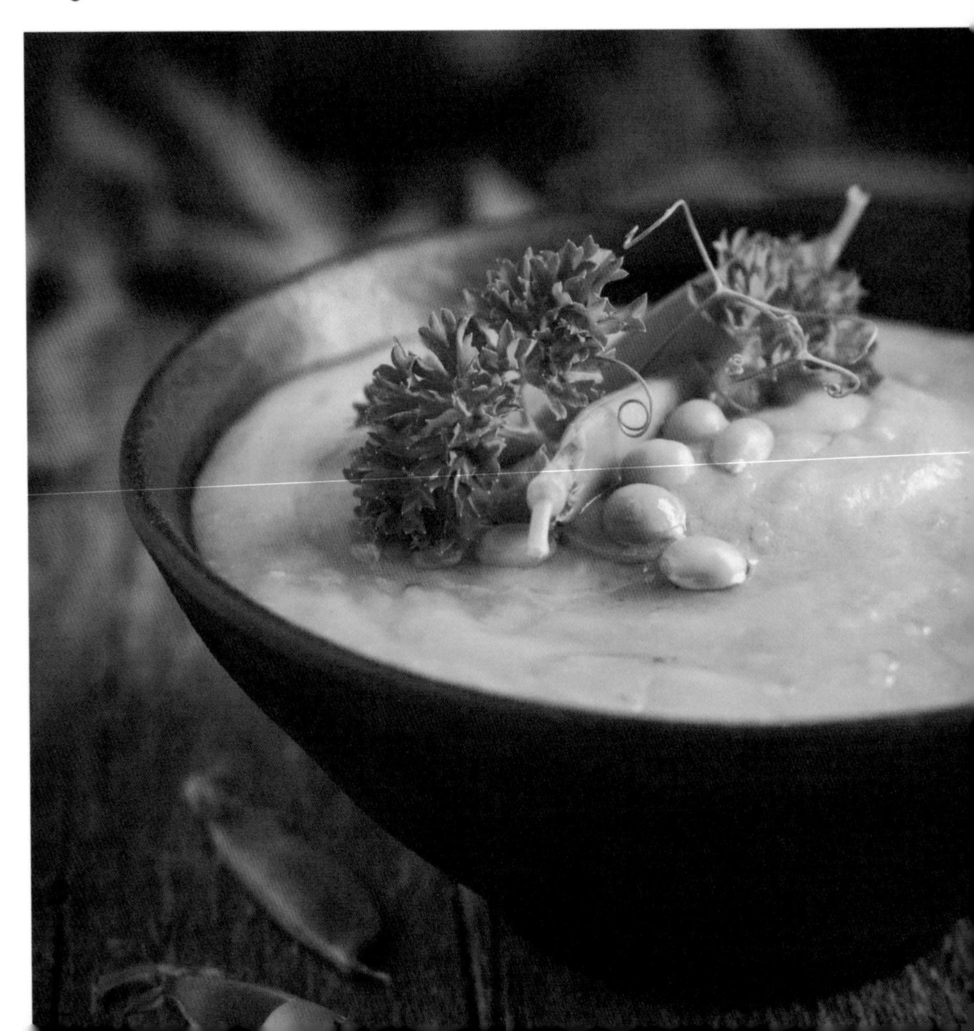

Rote Rübensuppe mit Ingwer

Die roten Rüben, auch als rote Beete bekannt, mit ihrem wunderbar butterzarten Geschmack, gehören zu den gesündesten Gemüsesorten überhaupt. Die vitamin- und mineralstoffreiche Rübe schützt die Gefäße vor Ablagerungen, entlastet die Leber und ist ein wahrer Jungbrunnen für Haut und Haare.

Zeit: 35 Minuten

Schwierigkeitsgrad:

ZUTATEN FÜR 4 PERSONEN

4 mittelgrosse rote Rüben
1 große Zwiebel
4 Selleriestangen
2 El geriebener Ingwer
1 TL gemahlene Koriandersamen
1 Prise Salz
Pfeffer nach Geschmack
1,5 L Hühnerfond oder Wasser
250 ml Schlagobers

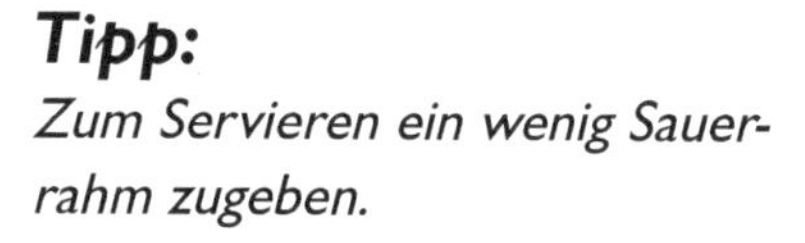

Tipp:
Zum Servieren ein wenig Sauerrahm zugeben.

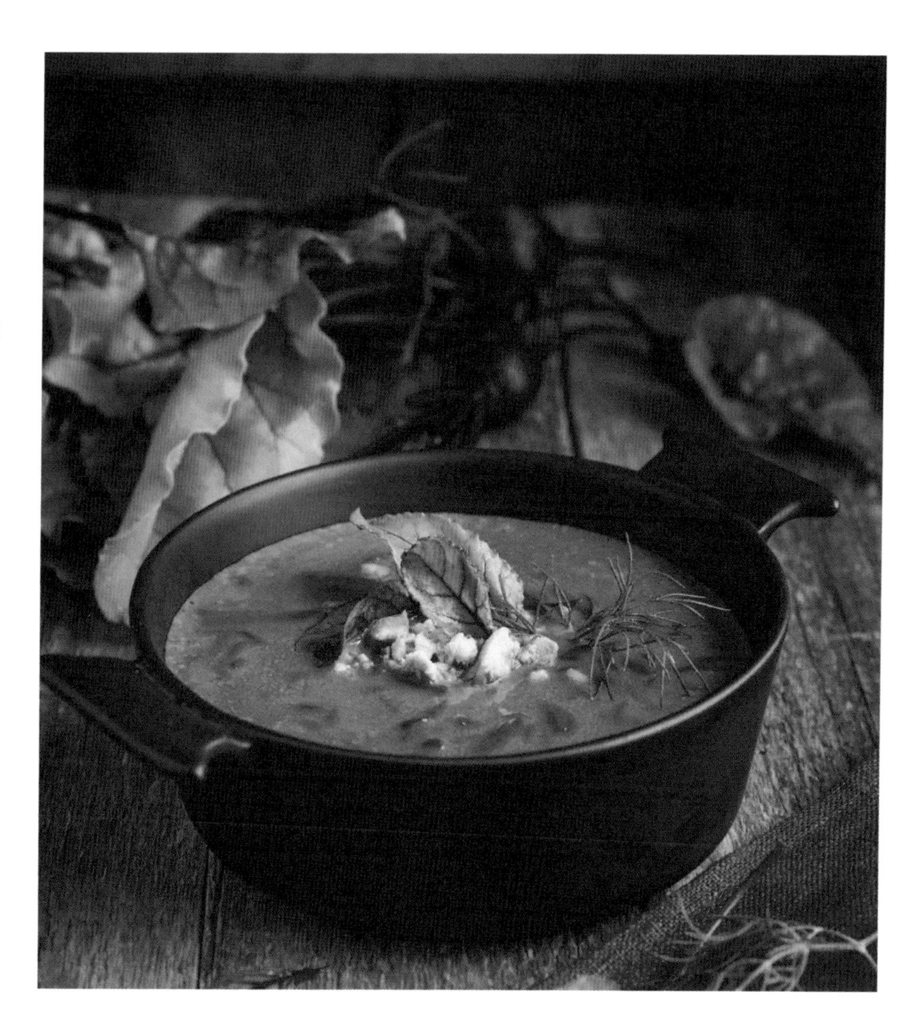

1. Rote Rüben schälen, in Würfel schneiden und weich kochen.

2. Sellerie und Zwiebel fein hacken, Ingwer schälen, reiben und alles 10 Minuten lang dünsten.

3. Die gekochten roten Rüben zu den Zwiebeln und der Sellerie geben, mit Fond oder Wasser aufgießen und 15 Minuten köcheln lassen.

4. Die Suppe pürieren, Schlagobers hinzufügen, würzen und weitere 2 Minuten ziehen lassen.

Buchweizensuppe mit Zimt

Diese süße Abwandlung einer Milchreissuppe ist vor allem durch die Verfeinerung mit Zimt eine besondere Verlockung, die wir ohne Reue genießen dürfen.

Zeit: 30 Minuten

Schwierigkeitsgrad:

Zutaten für 4 Personen

200 g Buchweizen (geröstet)
500 ml Milch
1 TL Zimt
1 Prise Kardamom, gemahlen
1 EL Kokosöl
1 TL Butter
Zuckerersatz nach Wahl

1. Gerösteten Buchweizen in einem Sieb unter heißem Wasser durchspülen.

2. In einen Topf geben, salzen und mit Wasser übergießen. Das Wasser sollte 2 Finger breit über dem Buchweizen stehen. Zugedeckt bei schwacher Hitze köcheln lassen.

3. Sobald das Wasser verkocht ist (zirka 15-20 Minuten), Zimt, Kokosöl, Kardamom und den Zuckerersatz zugeben. Danach gut durchmischen, Milch eingießen und weitere 2 Minuten köcheln lassen.

4. Zum Servieren nach Wunsch 1 TL Butter zugeben.

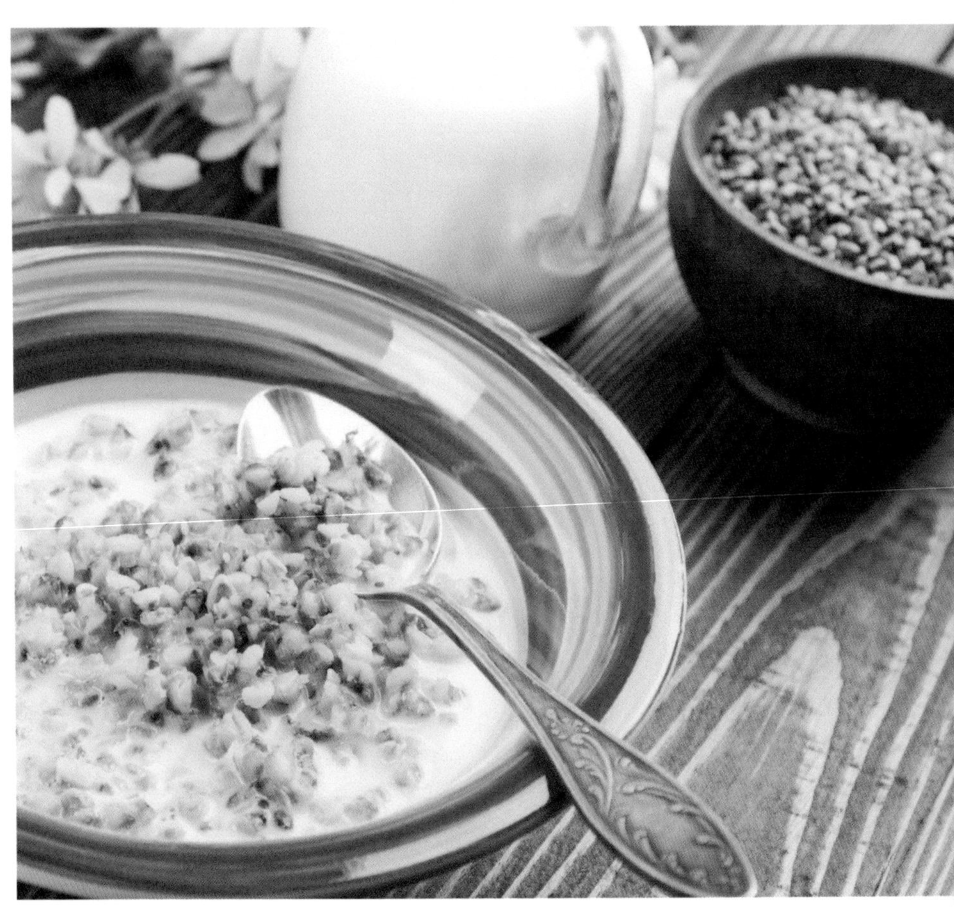

Pastinakensuppe mit Ingwer

Mittlerweile zum Glück in fast jeder Supermarkt-Gemüseabteilung zu finden, schenkt uns die Pastinake reichlich Ballaststoffe und vor allem viel Calcium, Kalium und Vitamin C. Sie wirkt basisch, stärkt die Abwehrkräfte und reguliert den Blutzuckerspiegel.

Zeit: 30 Minuten

Schwierigkeitsgrad:

ZUTATEN FÜR 4 PERSONEN

7 große Pastinaken
2 mittelgroße Zwiebeln
Koriander, gemahlen
Ingwerpulver
Schwarzpfeffer
Salz
Kurkuma
250 ml Schlagobers
1/2 Bund Petersilie

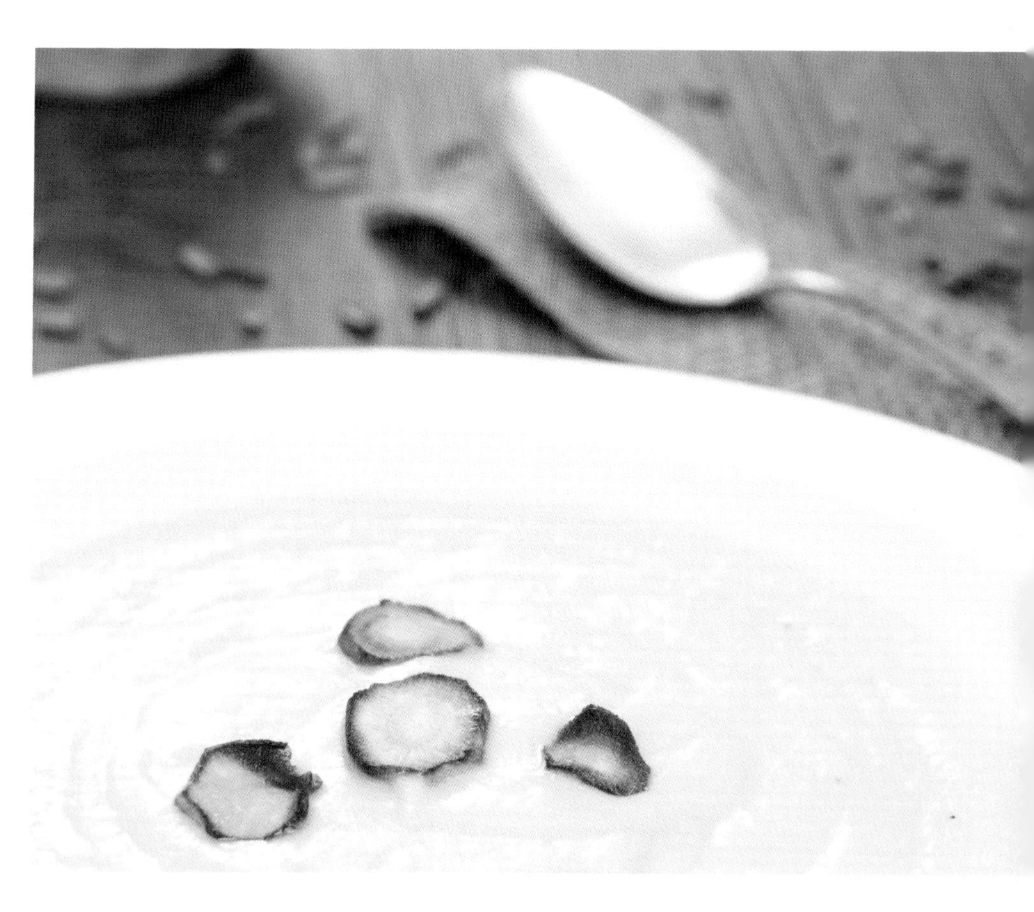

1. Zwiebeln fein hacken. Butterschmalz in einem Topf erhitzen und die Zwiebeln darin glasig anschwitzen.

2. Pastinaken schälen, in Würfel schneiden, zu den Zwiebeln hinzufügen und kurz andünsten.

3. Mit Wasser übergießen, bis das Wasser 1 Finger breit über die Pastinaken reicht.

4. Sobald die Pastinaken weichgekocht sind, mit Pürierstab pürieren. Würzen, Schlagobers eingießen und 2 Minuten schwach köcheln lassen.

5. Zum Servieren mit fein gehackter Petersilie bestreuen.

Brennnesselsuppe mit harten Eiern

Brennnesseln regen mit ihrem hohen Gehalt an Vitaminen und Mineralstoffen den Körperstoffwechsel an, unterstützen bei Leberbeschwerden, wirken entwässernd und senken Harnsäure wie Blutzucker. Die Blätter der Brennnessel sind übrigens auch eine gute Eiweiß-Quelle.

Zeit: 30 Minuten

Schwierigkeitsgrad:

Zutaten für 2 Personen

100 g frische Brennnesselblätter
1 L Wasser
oder Hühnerfond
2 große Karotten
1 Zwiebel
1/2 Bund Petersilie
2 Eier
2 Lorbeerblätter
Sauerrahm zum Servieren
Butterschmalz zum Dünsten

Variation:

Pochierte Eier: Eier direkt in die köchelnde Suppe einschlagen und 3 Minuten mitkochen.

1. Brennnesseln waschen und für 3 Minuten in siedendes Wasser eintauchen. Danach abseihen und zerkleinern.

2. Butter in einer Pfanne erhitzen, die Brennnesseln darin 5 Minuten dünsten.

3. Zwiebel und Karotten schälen, hacken, Butter in einer Pfanne erhitzen und 3-4 Minuten dünsten.

4. Wasser oder Hühnerfond zum Kochen bringen. Brennnesseln, gedünstete Karotten und Zwiebeln hinzufügen und 15 Minuten köcheln lassen.

5. Lorbeerblätter, Salz, Pfeffer und 1 verquirltes Eier unterrühren und weitere 5 Minuten köcheln lassen. Lorbeerblätter herausnehmen.

6. Zum Servieren mit feingehackter Petersilie, Sauerrahm und in Scheiben geschnittenen hartgekochten Eiern belegen.

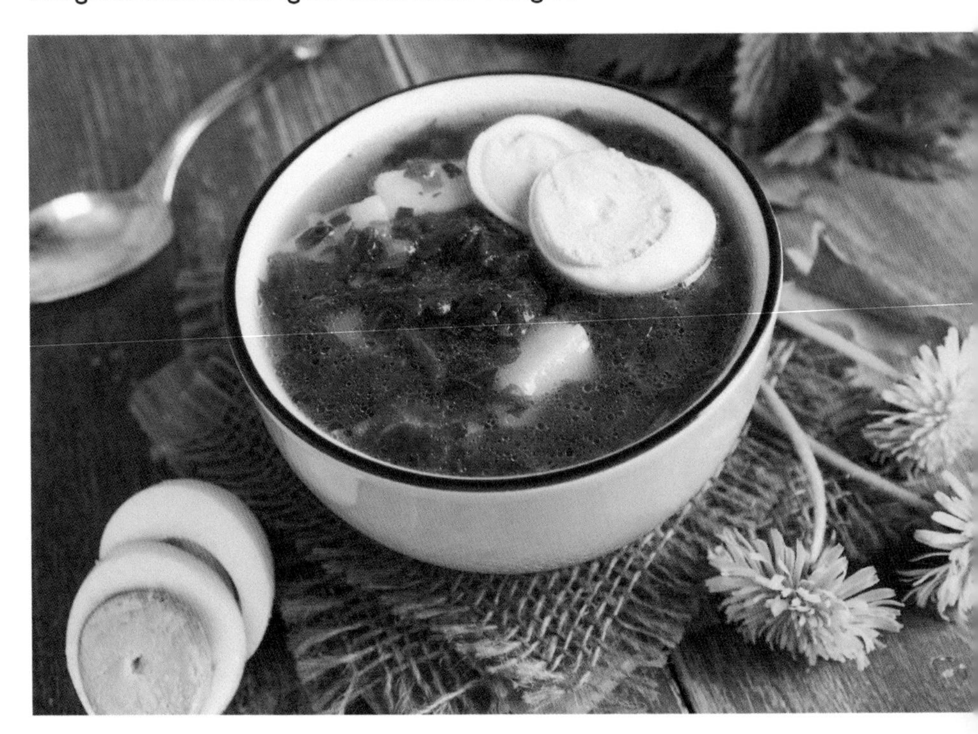

Bohnensuppe mit resistenten Kartoffeln

Die eiweißreiche Bohne sättigt nicht nur ausgezeichnet, sie wird auch gerne als „nährstoffreiches Schönheitsmittel" bezeichnet. Die ballaststoffreiche Hülsenfrucht verbessert Cholesterin- und Triglyceridwerte und senkt den Blutzuckerspiegel.

Zeit: 90 Minuten

Schwierigkeitsgrad:

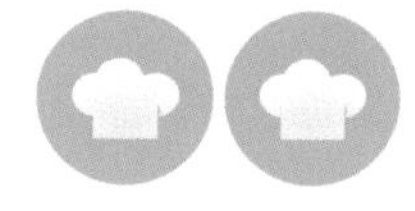

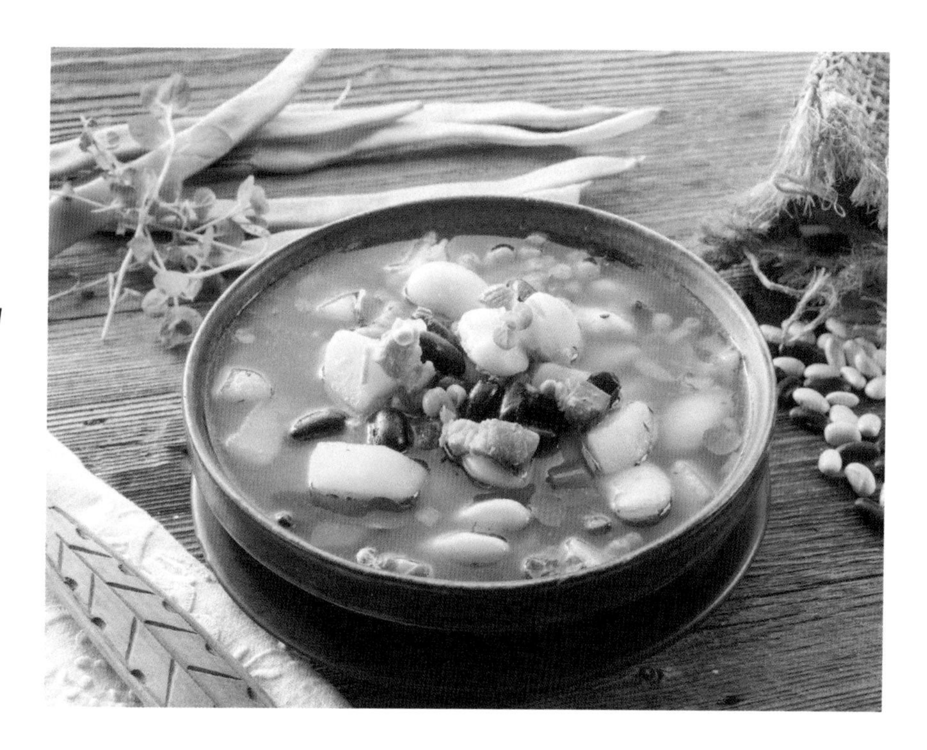

Zutaten für 4 Personen

300 g Bohnen
3 Kartoffeln
3 Karotten
1 große Zwiebel
250 ml passierte Tomaten
4 Knoblauchzehen
1 Bund Koriander
oder Petersilie
Kokosöl oder Butterschmalz
zum Dünsten

1. Um die Kochzeit der Bohnen zu verkürzen, am Abend davor in Wasser einweichen.

2. Am nächsten Tag das Wasser abseihen und mit frischem Wasser weich kochen (Dauer je nach Sorte 60-90 Minuten). Das Wasser immer wieder auffüllen.

3. Kartoffeln am Vortag mit der Schale gründlich waschen, weich kochen, auskühlen lassen und für 24 Stunden in den Kühlschrank geben.

4. Am nächsten Tag Kartoffeln schälen, in mittelgrosse Würfel schneiden, zu weichgekochten Bohnen hinzufügen und 2-3 Minuten mitkochen.

5. Karotten schälen und reiben. Zwiebel und Knoblauch fein hacken.

6. Eine Pfanne mit Öl erhitzen und die Zwiebeln, Knoblauch und Karotten darin 5 Minuten dünsten. Danach würzen, passierte Tomaten untermischen und weitere 2 Minuten dünsten.

7. Gedünstetes Gemüse, 3/4 des feingehackten Korianders oder Petersilie zu Bohnen hinzufügen, durchmischen und 2 Minuten schwach köcheln lassen.

8. Zum Servieren mit dem restlichen Koriander bestreuen.

Champignonsuppe mit Traubenkernöl

Champignons enthalten zahlreiche Vitamine, Mineralstoffe und Spurenelemente. Von den Qualitäten des beliebten Speisepilzes profitieren ganz besonders Diabetiker, was wohl einerseits am niedrigen Glukosegehalt, anderseits am hohen Kaliumgehalt liegt.

Zeit: 40 Minuten

Schwierigkeitsgrad:

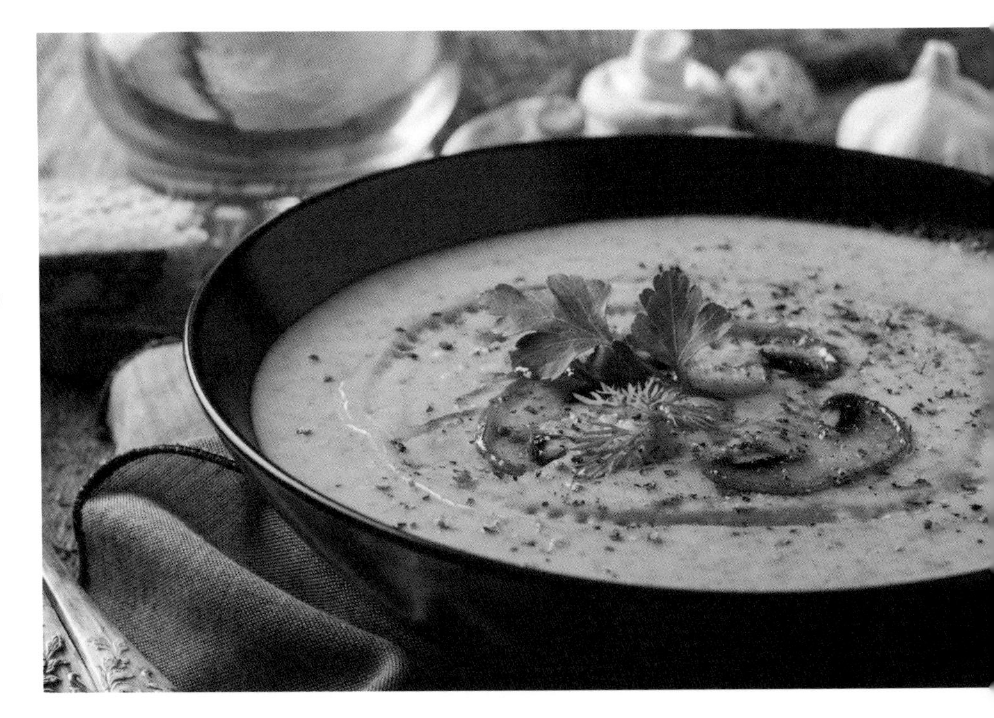

Zutaten für 4 Personen

500 g Champignons
2 Zwiebeln
550 ml Gemüsefond
2 EL Dinkelmehl
200 ml Schlagobers
1 Prise Salz
Pfeffer nach Geschmack
50 g Butter
Kokosöl
Cayennepfeffer nach Geschmack
Traubenkernöl zum Servieren
Petersilie zum Servieren

1. Kokosöl in einer Pfanne erhitzen und die Zwiebeln darin glasig anschwitzen.

2. 3 Champignons zur Seite geben. Die restlichen Champignons in Würfel schneiden, zu den Zwiebeln hinzufügen und dünsten, bis die Champignons weich werden.

3. Butter in einem Topf zerlassen, Mehl dazu geben und 1-2 Minuten anschwitzen. Unter ständigem Rühren den Gemüsefond dazugeben und zum Kochen bringen.

4. Champignons mit Zwiebeln zur Suppe mischen, würzen, 5 Minuten köcheln lassen und pürieren.

5. Schlagobers eingießen, durchrühren und 1 Minute weiter köcheln.

6. In der Zwischenzeit die 3 beiseite gelegten Champignons in dünne Scheiben schneiden, in einer Pfanne mit Butter goldbraun anbraten und mit Salz und Cayennepfeffer abschmecken.

7. Zum Servieren die Suppe mit Traubenkernöl beträufeln, mit den gebratenen Champignons belegen und mit feingehackter Petersilie bestreuen.

HAUPT-SPEISEN & CO

Faschierte Bällchen in Tomaten-Lorbeersauce

Gesundheitsbewusste Fleischtiger werden diese Kombination aus Faschiertem und Tomatensauce mit Lorbeerblatt lieben, da die Speise kaum den Blutzucker ansteigen lässt.

Zeit: 45 Minuten

Schwierigkeitsgrad:

ZUTATEN FÜR 4 PERSONEN

Faschierte Bällchen:

750 g Faschiertes, gemischt
2 Eier
1 Zwiebel
2 Knoblauchzehen
1 Bund Koriandergrün
1 Prise Salz
1 gestr. TL schwarzer Pfeffer
1 TL Kurkuma
1 TL gemahlene Bockshornklee-samen
2 EL Haferkleie
2 TL Senf
Kokosöl

Tomatensauce:

750 ml passierte Tomaten
1 Prise Salz
2 TL Kurkuma
2 Lorbeerblätter
1 Prise gemahlene Chili-schoten
2 Knoblauchzehen

Tipp:

Als Beilage passt Dinkelreis hervorragend dazu.

1. Kokosöl in einer Pfanne erhitzen und die gehackte Zwiebel darin glasig anschwitzen.

2. Koriandergrün fein hacken und mit den Zwiebeln zum Faschierten zugeben.

3. Die Eier hineinschlagen, mit Salz, Pfeffer, Kurkuma, gemahlenen Bockshornkleesamen und Senf würzen, Haferkleie dazugeben. Alles gut vermischen und Bällchen formen.

4. Passierte Tomaten erhitzen. Lorbeerblätter hineingeben, Salz, Pfeffer, Kurkuma und gemahlene Chilischoten hinzufügen und 2-3 Minuten schwach köcheln lassen. Falls notwendig, die Sauce mit Gemüsefond oder Wasser verdünnen.

5. Faschierte Bällchen zur Tomatensauce geben und weitere 10 Minuten köcheln lassen. Vor dem Servieren Lorbeerblätter herausnehmen und faschierte Bällchen mit gehacktem Koriander bestreuen.

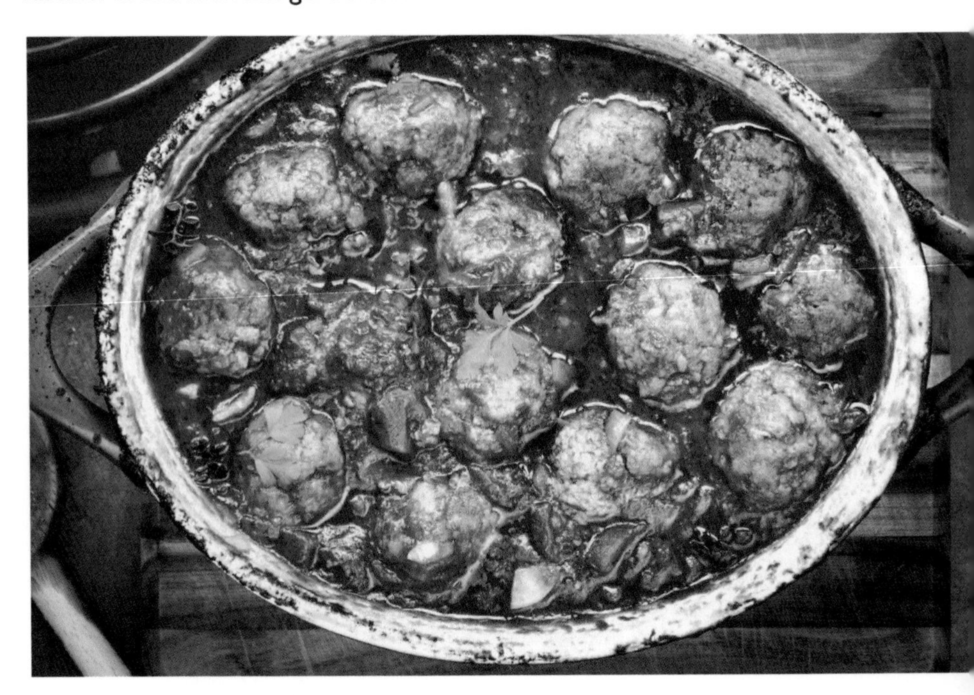

Krautrouladen mit Buchweizen

Weißkraut zählt zu den gesündesten Nahrungsmitteln und ist dafür bekannt, den Stoffwechsel anzuregen und den Blutzuckerspiegel zu regulieren. Die enthaltenen Glukosinolate sind nicht nur für den typischen Geschmack verantwortlich, sondern beeinflussen auch das Immunsystem positiv.

Zeit: 1 Stunde

Schwierigkeitsgrad:

Zutaten für 4 Personen

750 g Faschiertes, gemischt
1 Weißkrautkopf
1 rote Zwiebel
2 Knoblauchzehen
200 g Buchweizen
1 Bund Koriandergrün
1 Prise Salz
1 gestr. TL schwarzer Pfeffer
1/2 TL gemahlener Ingwer
1 TL Paprikapulver
1 TL Garam Masala
500 ml Hühnerfond

Variation:
Als Sauce passt auch hervorragend die Tomatensauce von »Faschierte Bällchen« dazu.

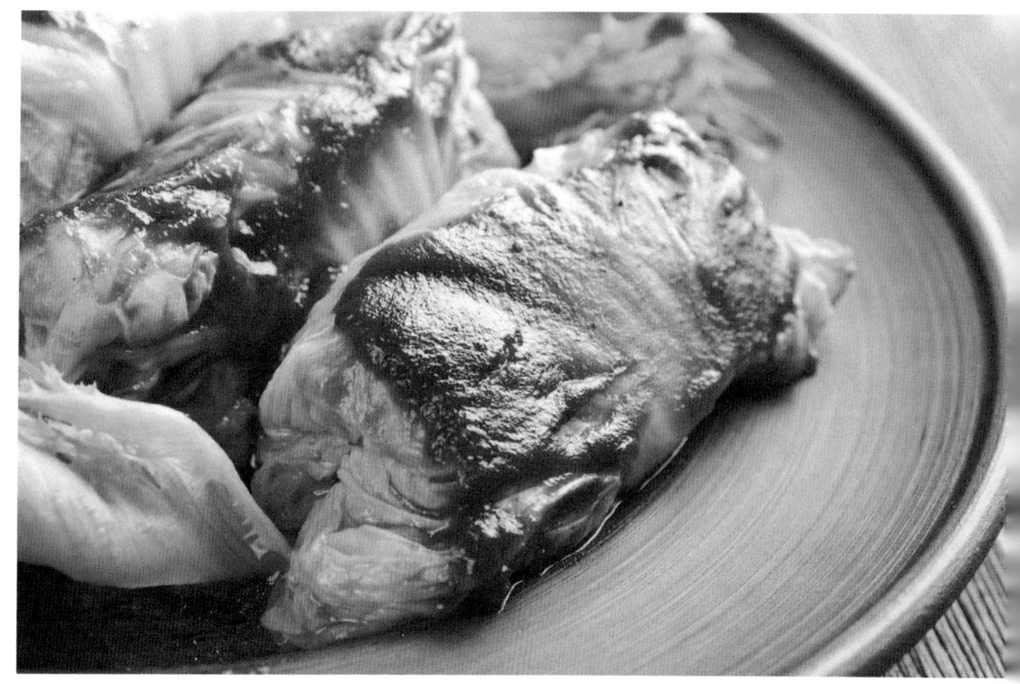

1. Weißkrautkopf gründlich waschen, vollständig in kochendes Salzwasser eintauchen und köcheln lassen, bis die Blätter weich sind.

2. Das Wasser abseihen und Weißkraut auskühlen lassen, anschließend die Blätter einzeln lösen und mit Küchenpapier trocken tupfen. In der Zwischenzeit Buchweizen nach Packungsanleitung zubereiten.

3. Für die Fülle die gehackte Zwiebel anschwitzen, Knoblauch und Koriandergrün fein hacken und zum Faschierten hinzufügen. Mit Salz, Pfeffer, Ingwer, Garam Masala, gemahlenen Koriandersamen und Paprikapulver würzen. Buchweizen zugeben und alles gut vermischen.

4. Auf den Weißkrautblättern die Füllung verteilen, Seiten einschlagen und einwickeln. Falls notwendig, mit einem Bindfaden umwickeln.

5. In einen Topf schlichten und mit Hühnerfond übergießen. Zugedeckt 15-20 Minuten köcheln lassen.

Hühnereintopf nach Georgischer Art

Geflügel hat kaum Fett, jedoch hochwertiges Protein, welches dem menschlichen Eiweiß stark ähnelt. Achten Sie beim Kauf auf die Fleischqualität, am besten von einem zertifizierten Biobetrieb.

Zeit: 75 Minuten

Schwierigkeitsgrad:

ZUTATEN FÜR 4 PERSONEN

I Huhn
4 Knoblauchzehen
3 Zwiebeln
2 Paprika
I Prise Safran
4 großeTomaten
I TL gemahlene Koriandersamen
I Bund Koriandergrün
I/2 Bund Petersilie
I Bund Basilikum
I Prise Salz
I Prise Schwarzpfeffer
I TL Butter
I TL Thymian
Chilipulver nach Geschmack
I gestr. EL Chmeli Suneli oder Curry

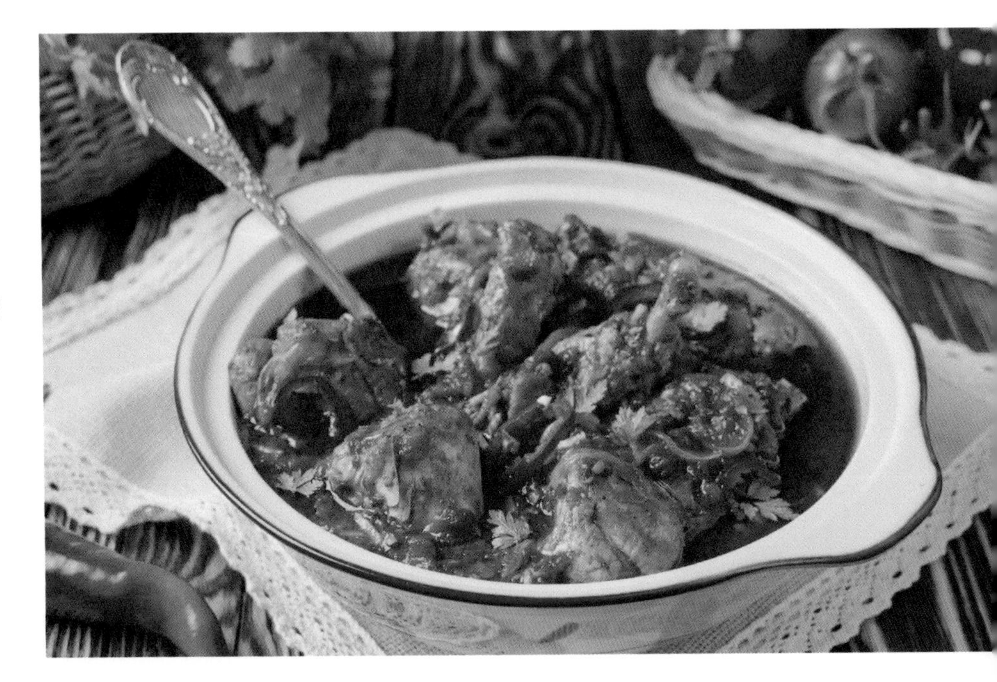

1. Huhn in Teile schneiden, waschen und mit Küchenpapier abtrocknen.

2. Einen Topf erhitzen, das Huhn hineinlegen und zugedeckt, ohne Zugabe von Öl, 5 Minuten bei schwacher Hitze dünsten. Den Saft auffangen und weitere 5 Minuten dünsten.

3. Die Zwiebeln fein hacken, in den Topf geben, ein wenig Saft vom Huhn und Butter hinzufügen, 3-4 Minuten weiter kochen.

4. Knoblauch pressen, mit einer Prise Salz, Pfeffer, gemahlenen Koriandersamen, Safran, Chili, Chmeli Suneli und dem restlichen Saft vom Huhn in den Topf geben.

5. Die Tomaten klein schneiden und zu dem Huhn geben. Zugedeckt bei schwacher Hitze etwa 30 Minuten dünsten.

6. I TL Thymian , Petersilie, Koriandergrün und Basilikum fein hacken und zu dem Huhn geben. Zugedeckt weitere 5 Minuten köcheln lassen.

Quinoa mit Huhn und Kurkuma

Die nussig schmeckende Quinoa ist ein wohl einzigartiger Nährstofflieferant und ein besonders wertvolles Lebensmittel. Quinoa ist basisch, glutenfrei und sicherlich gesünder als Reis oder Nudeln. Sie hilft bei zu hohen Cholesterinwerten und senkt den Blutzucker.

Zeit: 40 Minuten

Schwierigkeitsgrad:

Zutaten für 2 Personen

200 g Quinoa
150 g Hühnerfilet
4-5 Stk. Champignons
1 Stk. Paprika (rot)
5 kleine Maiskölbchen
3 EL Kokosmilch
1 Zwiebel
Kurkuma
1 gestr. TL Bockshornkleesamen gemahlen
1 gestr. TL Koriander gemahlen
1 Bund Koriander
1 Prise Salz
1 Prise Pfeffer
Kokosöl oder Butterschmalz zum Anbraten

1. Quinoa in einem engmaschigen Sieb unter heissem Wasser gründlich ausspülen. In einen Topf geben und mit Wasser übergießen.

2. Das Wasser sollte 2 Finger breit über der Quinoa stehen. Zugedeckt bei schwacher Hitze köcheln lassen, bis das Wasser verkocht ist (zirka 20 Minuten).

3. Zwiebel, Champignons und Paprika fein hacken, Maiskölbchen in dünne Scheiben schneiden.

4. Fleisch waschen, mit Küchenpapier abtupfen und in kleine Stücke schneiden. Kokosöl oder Butter in einer Pfanne erhitzen und Fleisch darin anbraten.

5. Zwiebel, Maiskölbchen, Champignons und Paprika zum Fleisch geben und noch ein paar Minuten mitdünsten.

6. Gewürze und die Kokosmilch unterrühren. Gekochte Quinoa hinzufügen und gut durchmischen. Zum Servieren mit feingehacktem Koriander bestreuen.

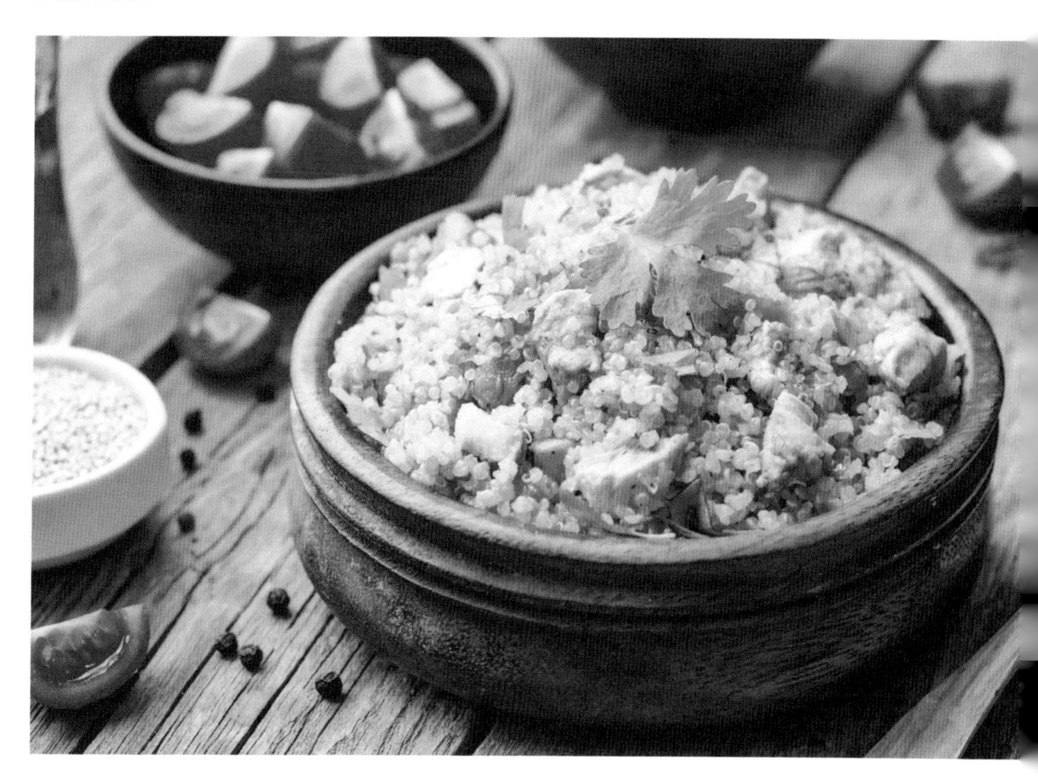

Chili con Carne mit Kurkuma

Chili con Carne ist entgegen aller Unkenrufe kein Dickmacher, ganz im Gegenteil. Gesundes Eiweiß aus magerem Fleisch, die Ballaststoffe der Bohnen, sowie die vielen gesunden Zutaten machen Chili con Carne auch für Diabetiker zu einem idealen Gericht.

Zeit: 1 Stunde

Schwierigkeitsgrad:

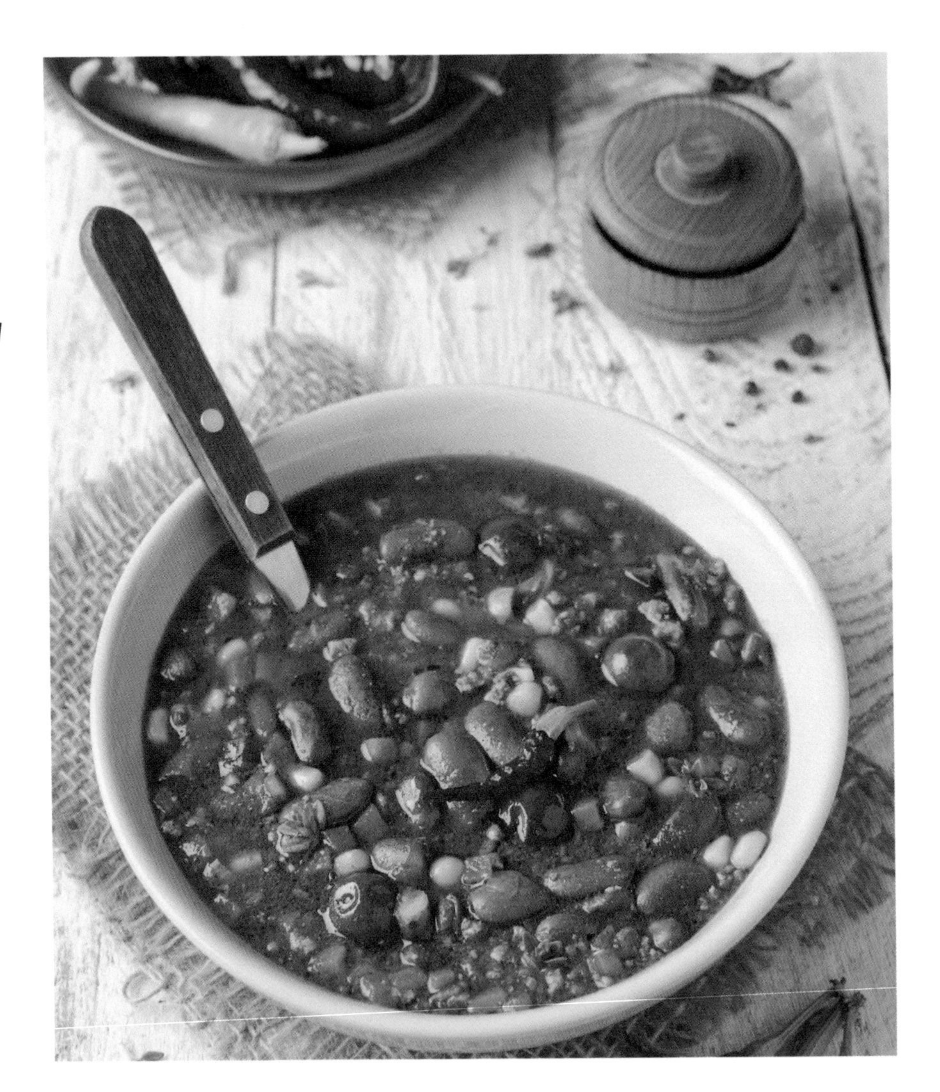

Zutaten für 4 Personen

200 g Bohnen
2-3 Süßkartoffeln
500 g Faschiertes
1 roter Pfefferoni
1 Zwiebel
3-4 Knoblauchzehen
1 TL gemahlene Chilischoten
1 TL gemahlene Bockshornkleesamen
1 TL Kurkuma
1 gestr. TL Majoran
2 Lorbeerblätter
Salz nach Geschmack
2 TL Paprikapulver
1 EL Cumin
400 ml passierte Tomaten
2 Tomaten
5-6 Stk. ungezuckerte Maiskölbchen

1. Um die Kochzeit der Bohnen zu verkürzen, am Abend davor in Wasser einweichen.

2. Bohnen und Süßkartoffeln weich kochen.

3. Zwiebel, Knoblauch, Pfefferoni und Maiskölbchen fein hacken und mit Lorbeerblättern andünsten. Faschiertes hinzufügen und mitdünsten.

4. Tomaten in kleine Würfel schneiden und zusammen mit den passierten Tomaten, den Bohnen und dem Bohnenwasser zum Faschierten hinzufügen. Würzen und 5 Minuten schwach köcheln lassen.

5. Lorbeerblätter vor dem Servieren wieder herausnehmen.

Quinoa-Pops-Schnitzel mit Süßkartoffeln

Eine weitaus bekömmlichere Variante des herkömmlichen „Wiener Schnitzels" stellt das Quinoa-Pops-Schnitzel dar. Quinoa, auch Gold der Inka genannt, ist überaus gesund und glutenfrei.

Zeit: 40 Minuten

Schwierigkeitsgrad:

Zutaten für 4 Personen

Schnitzel:

4 Hühnerfilets
Senf
2 Eier
Quinoa-Pops
Salz
Cayennepfeffer
Kokosöl zum Ausbacken

Beilage:

6 Süßkartoffeln
Kurkuma
Salz
Rosmarin

1. Hühnerfilets waschen, mit Küchenpapier abtupfen und dünn klopfen.

2. Mit Salz und Cayennepfeffer würzen und mit Senf bestreichen.

3. Eier verquirlen und die Schnitzel darin wälzen. Anschließend mit Quinoa-Pops panieren.

4. Kokosöl in einer Pfanne erhitzen und die Schnitzel darin auf beiden Seiten herausbacken.

5. In der Zwischenzeit den Ofen auf 200 °C aufheizen. Backblech mit Backpapier auslegen.

6. Süßkartoffeln gründlich waschen, in mittelgrosse Spalten schneiden und auf dem Backblech verteilen. Mit Salz und Kurkuma würzen und Rosmarin-Zweige darauf legen. 20 Minuten backen.

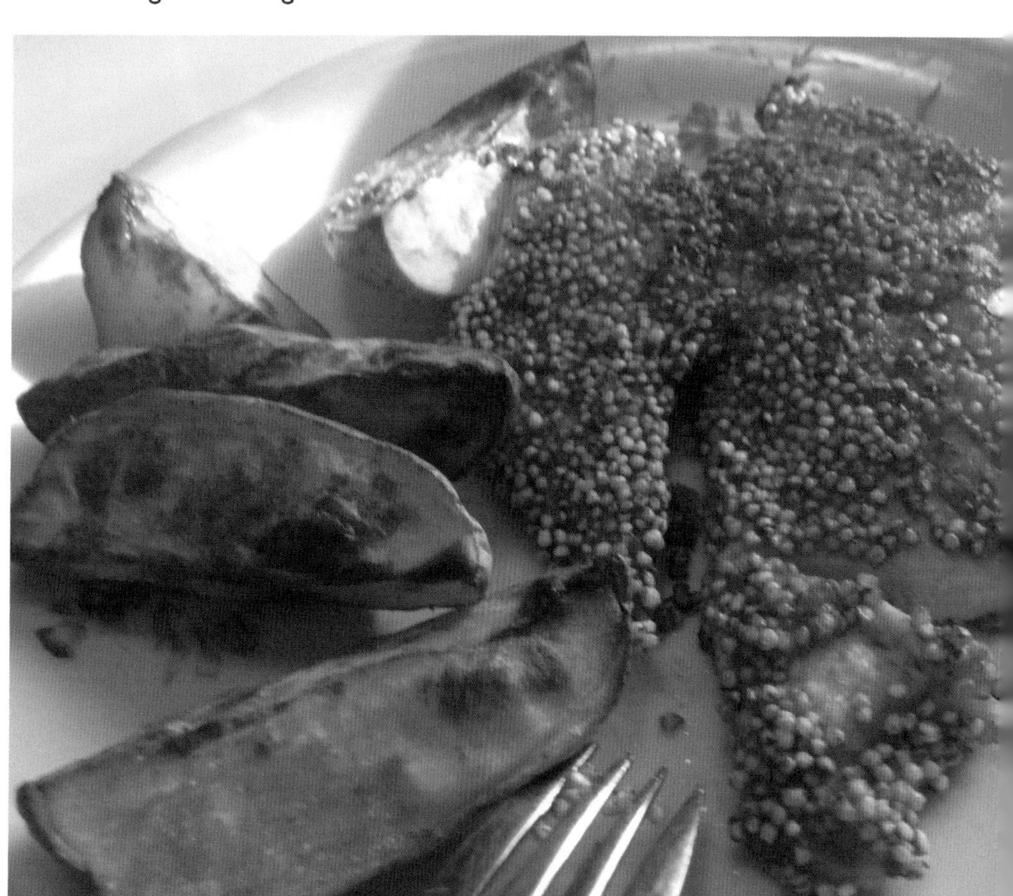

Low Carb Burger mit Chilisauce

Die etwas andere Art, einen Burger zuzubereiten, ganz ohne Mehl und mit unserer delikaten Chili Sauce dazu. Garantiert kein Fast Food, dafür ein echter Gaumenschmaus.

Zeit: 1 Stunde

Schwierigkeitsgrad:

Zutaten für 4 Personen

Brötchen:

100 g gemahlene Mandeln
20 g Kastanienmehl
1 EL Traubenkernmehl
3 Eier
1 Prise Salz
1 TL gemahlene Bockshornkleesamen
1 TL Natron

Chili-Sauce:

Siehe Seite 52

Füllung:

4 Stk. Hühnerfilets
1 Prise Salz
1 Prise Pfeffer
8 eingelegte, zuckerfreie Maiskölbchen
4 Scheiben Gouda Käse
Salatblätter oder Koriandergrün
Kokosöl zum Anbraten

1. Für die Brötchen die Eier mit Salz schaumig rühren.

2. Geriebene Mandeln, Traubenkernmehl, Kastanienmehl, Natron und Bockshornkleesamen mit Eiern gut verrühren und aus dem Teig Brötchen formen.

3. Den Backofen auf 170 °C vorheizen. Das Backblech mit Backpapier auslegen, die Brötchen darauf verteilen und 45 Minuten backen. Auf einem Kuchengitter auskühlen lassen.

4. Für die Chili-Sauce siehe Seite 52.

5. In der Zwischenzeit die Grillpfanne erhitzen. Das Fleisch mit Salz und Pfeffer würzen und in der Pfanne mit wenig Öl braten.

6. Die Brötchen in der Mitte aufschneiden, mit Chili-Sauce bestreichen und mit Maiskölbchen, Fleisch, Käse und Salatblättern belegen.

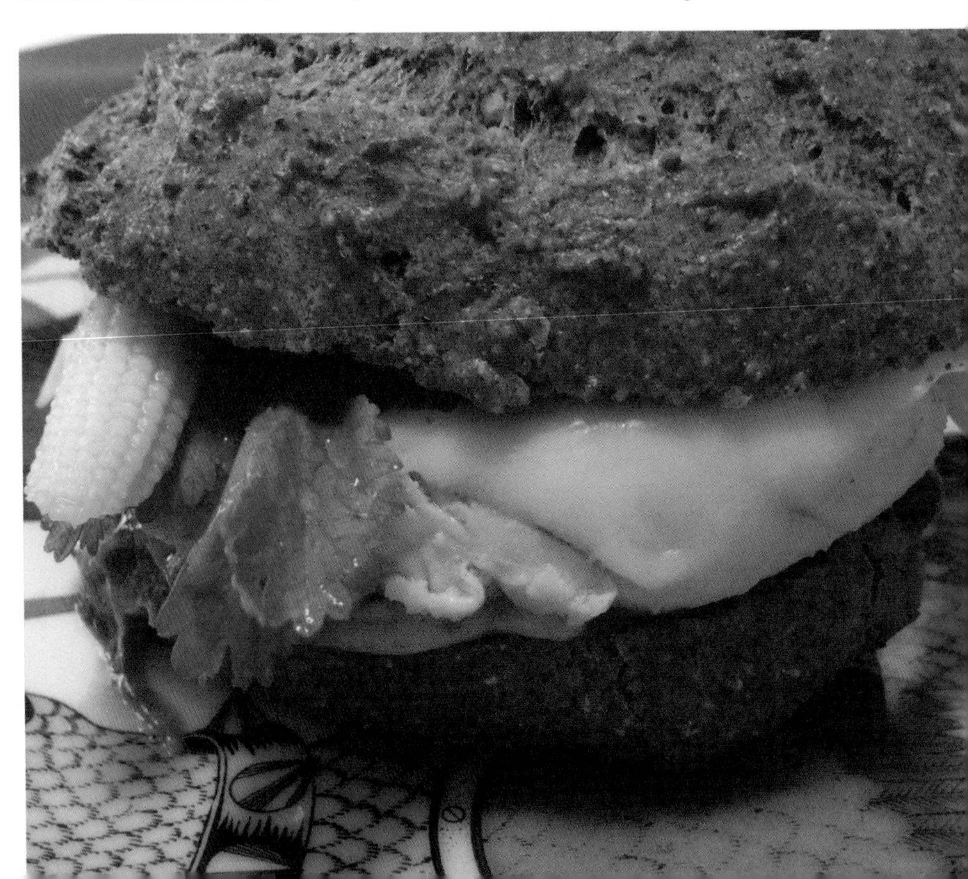

Kartoffelsalat mit Kürbiskernen

Jeder kennt ihn und es gibt zahlreiche Zubereitungsarten. Im vorliegenden Kochbuch verdient unser Rezept für den Kartoffelsalat einen Ehrenplatz, da er nicht nur gut schmeckt, sondern sogar in der Lage ist, den Blutzucker zu senken.

Zeit: 30 Minuten

Schwierigkeitsgrad:

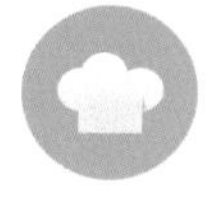

Zutaten für 2 Personen

6 Kartoffeln
8 EL Olivenöl
2 EL Traubenkernöl
3 EL Rotweinessig
1 Zwiebel
1 Prise Salz
1 Prise Pfeffer
Oregano
Kürbiskerne

Tipp:

Die Kartoffeln unbedingt am Vortag kochen und im Kühlschrank aufbewahren. So erzeugt man resistente Stärke, die keine negative Auswirkung auf den Blutzucker hat. (Seite 8)

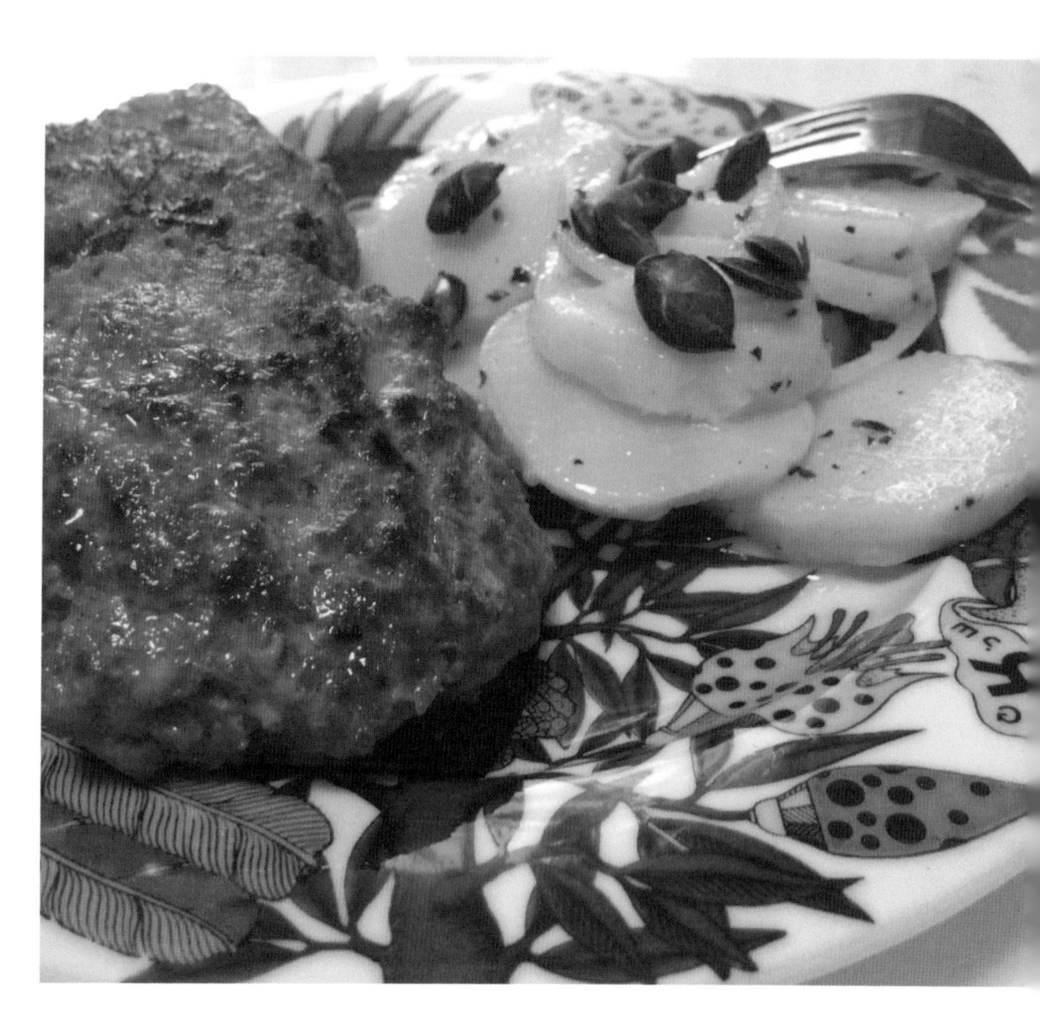

1. Die bereits am Vortag gekochten Kartoffeln schälen und in Scheiben schneiden.

2. Für das Dressing Olivenöl mit Traubenkernöl mischen, mit Salz, Pfeffer und Oregano würzen und über die Kartoffeln gießen.

3. Zwiebel in Ringe schneiden und dazugeben. Für 1 Stunde ziehen lassen.

4. Kürbiskerne in einer Pfanne ohne Öl rösten und vor dem Servieren über den Kartoffelsalat streuen.

Fischeintopf auf indische Art

Regelmäßiger Fischkonsum schützt bekanntlich Herz, Kreislauf und Gehirn. Gerade die Scholle zeichnet sich dabei als ernährungsphysiologisch hochwertiges Lebensmittel aus, da sie viel Eiweiß, Vitamine, Jod und Omega-3 Fettsäuren liefert.

Zeit: 1 Stunde

Schwierigkeitsgrad:

Zutaten für 4 Personen

600 g Scholle
400 ml dünne Kokosmilch
200 ml dicke Kokosmilch
1 Tomate
3 grüne Pfefferoni
1 Kardamomkapsel
1/4 Zimtstange
Chilipulver nach Geschmack
1 Zwiebel, mittelgroß
4 Knoblauchzehen
1 Prise Salz
1 TL frischer Ingwer, gerieben
1 TL Kurkuma
1/2 TL Garam Masala
Pfeffer nach Geschmack
1 Zweig Curryblätter
Butter zum Anbraten

Marinade:

2 EL Zitronensaft
1/2 TL Kurkuma
1 Prise Salz
1/2 TL schwarzer Pfeffer
5-6 EL Wasser

1. Zutaten für die Marinade miteinander vermischen und die Schollenfilets für 30 Minuten darin ziehen lassen.

2. Butterschmalz in einer Pfanne erhitzen, Kardamomkapsel und Zimtstange kurz in der Pfanne schwenken.

3. Zwiebel, Knoblauch und grüne Pfefferoni fein hacken, Ingwer schälen und reiben. Alles in der Pfanne dünsten, bis die Zwiebeln glasig werden.

4. Fein gehackte Tomate dazumischen und 2-3 Minuten dünsten.

5. Kurkuma, Garam Masala, Chilipulver, Salz und schwarzen Pfeffer zugeben und durchrühren.

6. Dünne Kokosmilch zugießen und 10 Minuten schwach köcheln lassen. Dicke Kokosmilch zugeben und aufkochen.

7. Die Fischfilets einlegen und 5 Minuten bei schwacher Hitze köcheln lassen.

8. Kardamomkapsel und Zimtstange entfernen und mit Curryblättern bestreuen.

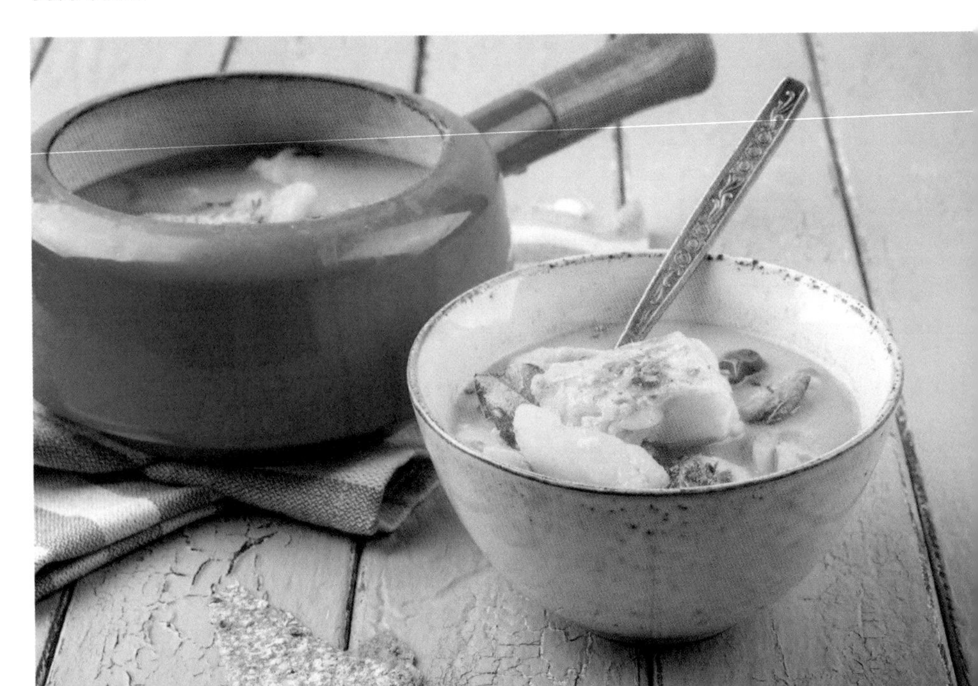

Garnelen mit Bockshornklee

Garnelen sind kalorienarm, enthalten wenig Fett und sind wahre Eiweißbomben. Da man sie rasch und einfach zubereiten kann, werden sie auch von Genießern mit wenig Zeit geschätzt.

Zeit: 30 Minuten

Schwierigkeitsgrad:

Zutaten für 2 Personen

250 g Garnelen, geschält
2 EL Bockshornkleeblätter
1 Zwiebel
1 grüne Chilischote
2 Knoblauchzehen
1 Prise Salz
1 cm dickes Stück Ingwer
2 Tomaten
1 EL Zitronensaft
1/2 TL gemahlener Koriander
1/2 Bund Koriander
1 TL Kurkuma
Öl zum Anbraten
Chilipulver nach Geschmack
100 ml Wasser

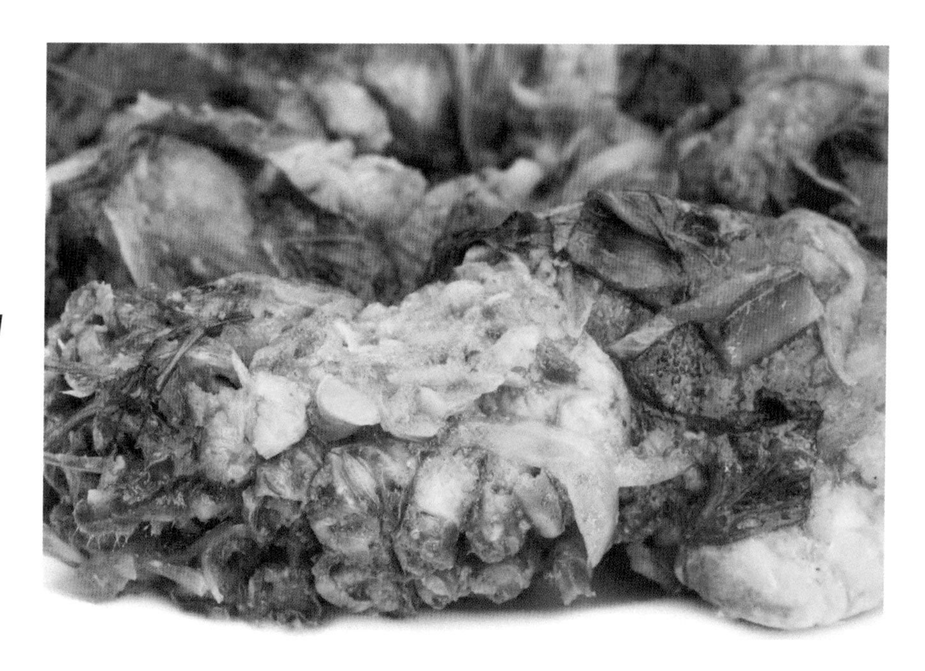

1. Öl in einer Pfanne erhitzen.

2. Zwiebel, Knoblauch und grüne Chilischoten fein hacken, Ingwer schälen und reiben.

3. Alles in die Pfanne geben und 2-3 Minuten dünsten.

4. Garnelen zugeben, mit Zitronensaft beträufeln und 3-4 Minuten weiter dünsten.

5. Tomaten in Stücke schneiden.

6. Bockshornkleeblätter, Kurkuma, Salz, gemahlenen Koriander, Tomaten und Chilipulver zu den Garnelen geben und 2-3 Minuten braten.

7. Koriander fein hacken und den Garnelen beimengen.

8. 100 ml Wasser zugießen und auf schwacher Hitze köcheln lassen, bis die Garnelen gar sind.

Lachs mit Buchweizen und Couscous

Lachs ist wohl auch deshalb so beliebt, da er sich so vielfältig zubereiten läßt. Er ist reich an Vitamin B6 und besitzt einen hohen Anteil an wertvollen Omega-3-Fettsäuren.

Zeit: 30 Minuten

Schwierigkeitsgrad:

Zutaten für 2 Personen

2 Lachssteaks
1/2 Glas Buchweizen
1/2 Glas Couscous
1 Zwiebel
4 Knoblauchzehen
1 Pfefferoni
10 g Butter
2 EL Sauerrahm
Saft einer 1/2 Zitrone
1 gestr. TL Kurkuma
Pfeffer nach Geschmack
Salz nach Geschmack
Kokosöl zum Anbraten

1. Buchweizen mit Couscous vermischen, in einem Sieb mit heißem Wasser durchspülen.

2. Buchweizen-Couscous-Mischung in einen Topf geben, salzen, Butter zugeben und mit Wasser übergießen. Das Wasser sollte 2 Finger breit über der Mischung stehen. Zugedeckt bei schwacher Hitze köcheln lassen, bis das Wasser verkocht ist (zirka 20 Minuten).

3. Lachs waschen, mit einem Küchenpapier abtrocknen, mit Zitrone beträufeln, salzen, pfeffern und in einer vorgeheizten Grillpfanne ohne Öl beidseitig 5-6 Minuten braten.

4. Zwiebel fein hacken. Kokosöl in einer Pfanne erhitzen, in Scheiben geschnittenen Knoblauch darin rösten und wieder herausnehmen. Zwiebeln in die Pfanne geben und glasig anschwitzen. Sauerrahm, Salz, Pfeffer und Kurkuma zugeben, durchrühren und 2 Minuten dünsten.

5. Buchweizen-Couscous-Mischung zu derZwiebel-Sauerrahmsauce geben und alles gut miteinander vermischen.

6. Zum Servieren den Knoblauch und die feingehackten Pfefferoni über die Lachssteaks geben.

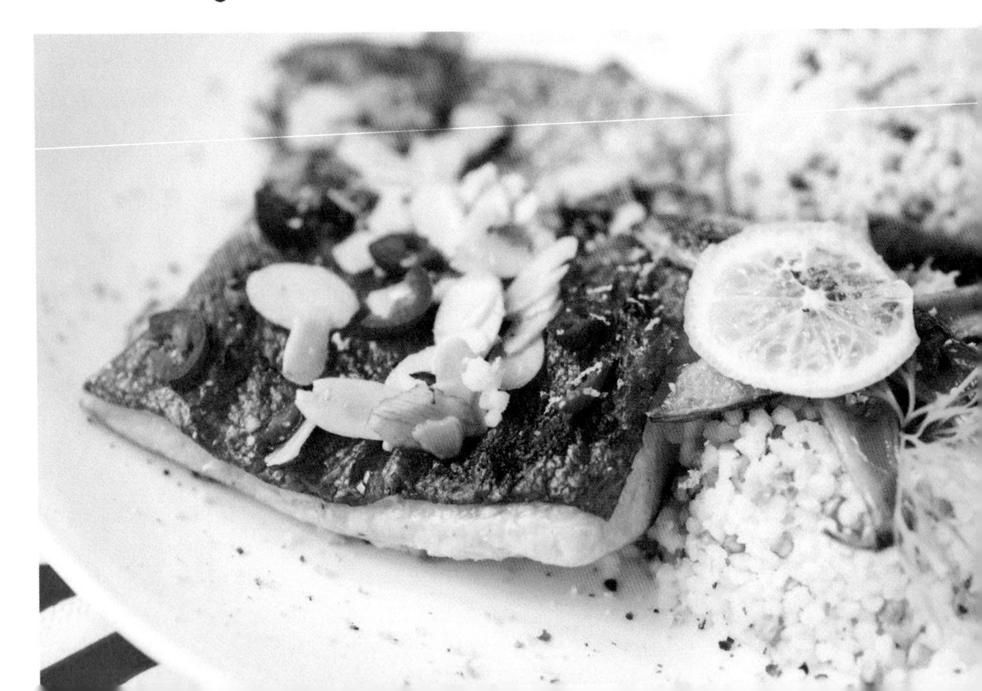

Kichererbsencurry mit Lorbeerblätter

Kichererbsen gehören zu den Hülsenfrüchten und sind aufgrund ihres hohen Eiweißgehaltes auch bei Vegetariern und Veganern sehr beliebt. Die überaus gesunden Nährstoffbomben wirken sich zudem positiv auf den Blutzuckerspiegel aus.

Zeit: 1 Stunde

Schwierigkeitsgrad:

Zutaten für 2 Personen

250 g getrocknete Kichererbsen
4 Knoblauchzehen
10 g Ingwer, frisch
2 Lorbeerblätter
1 Zwiebel
3 Tomaten
1 TL Kurkuma
1 TL gemahlener Koriander
2 Kardamomkapseln
0,5 TL schwarzer Pfeffer, gemahlen
1 TL Garam Masala
1 Prise Salz
Kokosöl zum Anbraten

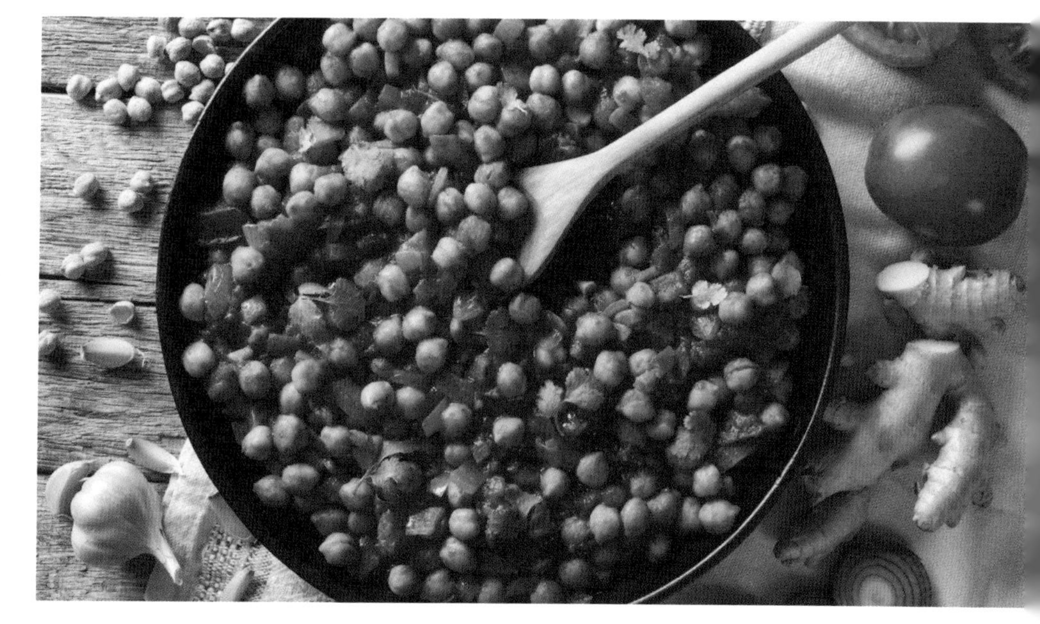

1. Kichererbsen über Nacht einweichen.

2. Danach in einen Topf mit frischem Wasser geben, salzen, Lorbeerblätter, Kardamomkapseln und Nelken hinzufügen und weich kochen (zirka 45 Minuten).

3. Öl in einer Pfanne erhitzen. Feingehackte Zwiebel, Knoblauch und geriebenen Ingwer 3-4 Minuten dünsten.

4. Garam Masala, Salz, Koriander, Pfeffer und Kurkuma zu den Zwiebeln geben und vermischen.

5. Tomaten enthäuten, pürieren und unter die Zwiebelmasse rühren, danach weitere 2-3 Minuten dünsten.

6. Die Kichererbsen mit dem Kochwasser zum Curry mischen und 5 Minuten köcheln lassen.

7. Die Lorbeerblätter und Kardamomkapseln herausnehmen.

Roter Rübensalat mit Feta-Käse

Die Rote Beete (Rote Rübe) ist auch bei Sportlern sehr beliebt, da sie den Fettstoffwechsel verbessert und beim Leistungssport die Abhängigkeit von Kohlenhydratspeichern reduziert.

Zeit: 45 Minuten

Schwierigkeitsgrad:

Zutaten für 4 Personen

8 mittelgroße rote Rüben
4 Knoblauchzehen
2 EL Rotweinessig
6 EL Olivenöl
1 Bund Petersilie
200 g Feta-Käse

Tipp:

Nach Wunsch kann man auch hartgekochte Eier hinzufügen.

Mit Granatapfelkernen bestreut, schmeckt der Salat noch besser.

1. Rote Rüben gründlich waschen und mit der Schale im Salzwasser kochen. Das Wasser abseihen, die Rüben leicht auskühlen lassen.

2. Die Rüben schälen und grob reiben.

3. Knoblauch pressen und mit Öl und Essig unter die Rüben mischen.

4. Feta in kleine Würfel schneiden oder mit einer Gabel zerdrücken und zu den Rüben geben.

5. Zum Servieren mit feingehackter Petersilie garnieren.

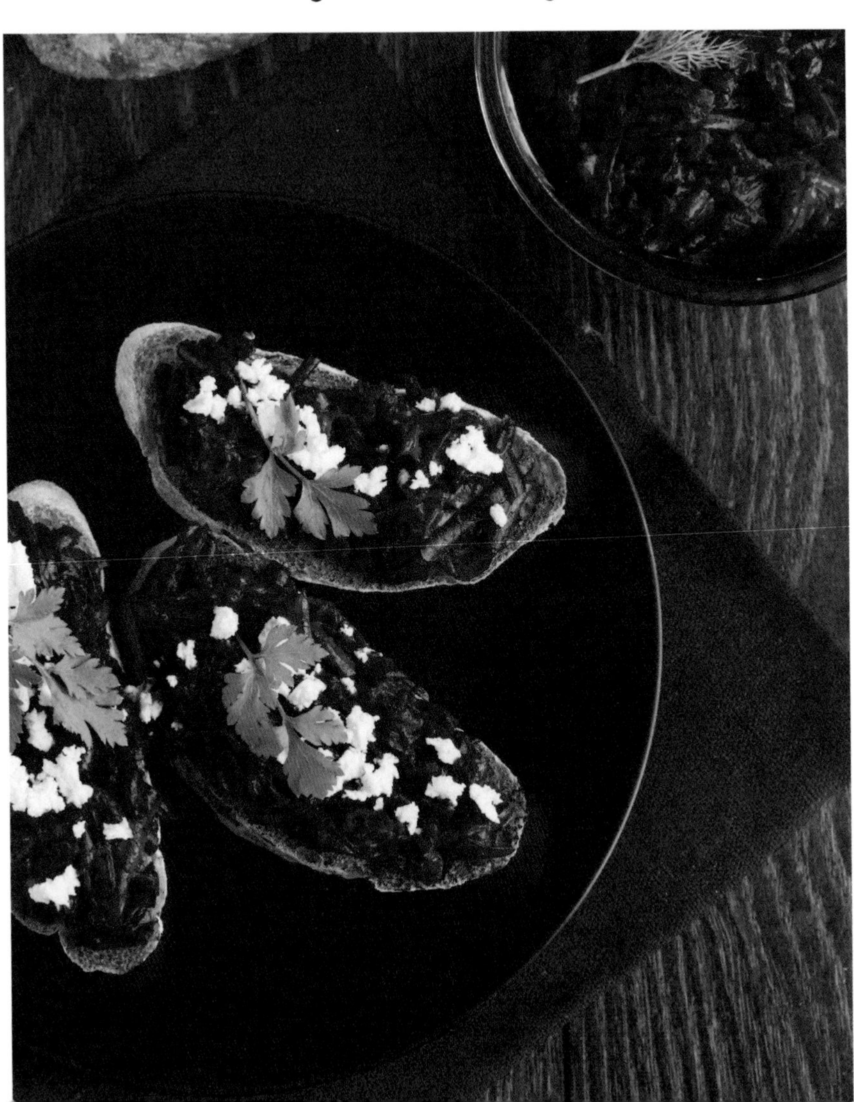

»Lobio« Bohneneintopf mit Süßkartoffeln

Das traditionelle Bohnengericht der georgischen Küche wird gemeinsam mit Knoblauch und Zwiebeln zubereitet. Bohnen, Bohnenkraut, Knoblauch und Zwiebeln – Stoffwechsel, was willst Du mehr?

Zeit: 2-3 Stunden

Schwierigkeitsgrad:

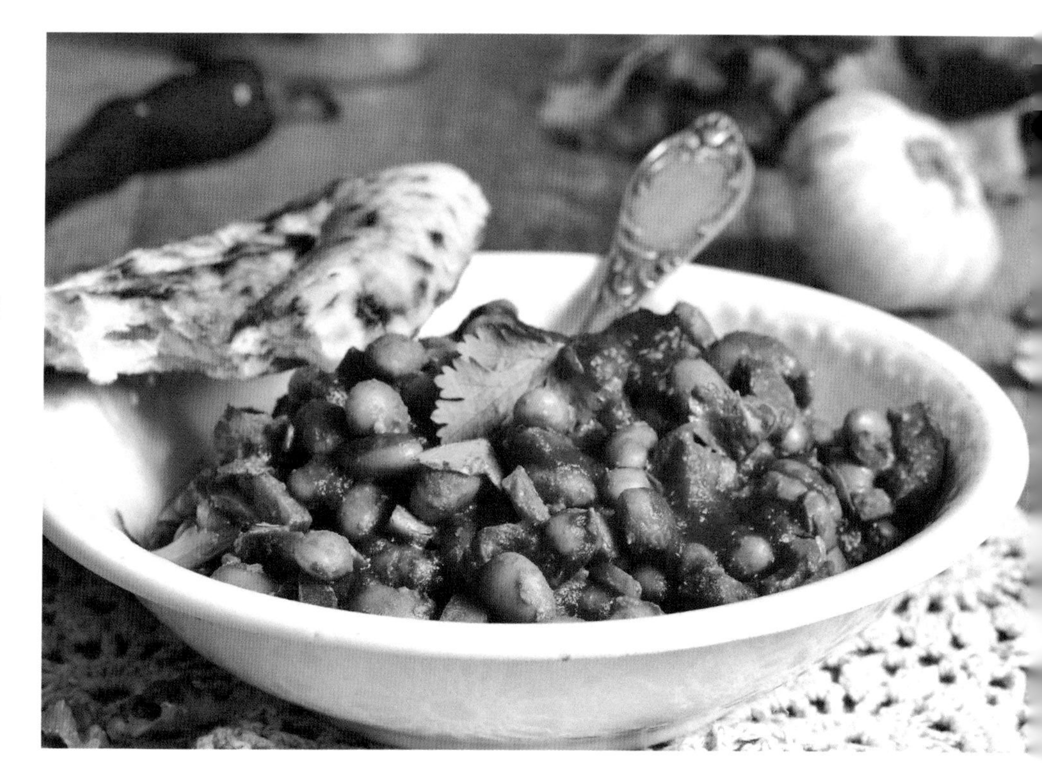

Zutaten für 4 Personen

250 g Bohnen
2 Süßkartoffeln
1 Zwiebel
3-4 Knoblauchzehen
1 Bund Koriander
1 Prise Salz
1 gestr. TL Bohnenkraut
Roter Pfeffer oder frischer Chili
1 Tomate zum Servieren nach Belieben

Tipp:

Das Wasser, in dem die Bohnen kochen, hat positive Effekte auf den Blutzucker. Einfach abkühlen lassen und über den Tag verteilt, oder auf einmal, austrinken.

1. Bohnen über Nacht im Wasser einweichen.

2. Am nächsten Tag die Bohnen in einem Topf mit frischem Wasser kochen. Beim Kochen immer wieder Wasser nachgießen (kann je nach Bohnensorte bis zu 3 Stunden dauern).

3. Süßkartoffeln gründlich waschen, in Würfel schneiden und weich kochen.

4. Zwiebel und Knoblauch fein hacken und glasig anschwitzen.

5. Das überschüssige Wasser der weichgekochten Bohnen abseihen und einen Teil davon beiseitestellen. Die Bohnen leicht zerstampfen und soviel Bohnenwasser zugießen, bis es eine breiige Konsistenz ergibt.

6. Zwiebeln, Knoblauch, Salz, Pfeffer (oder frischen Chili), Bohnenkraut und gekochte Süßkartoffeln zu den Bohnen hinzufügen und gut durchmischen.

7. Vor dem Servieren frischen, feingehackten Koriander untermischen.

Gegrillte Auberginen mit Käsesauce

Die Eierfrucht, in Österreich auch Melanzani genannt, hat ein hellgrün/weißes Fruchtfleisch und schmeckt ungewürzt ein wenig bitter. Sie ist typisch für die mediterrane und orientalische Küche.

Zeit: 1 Stunde

Schwierigkeitsgrad:

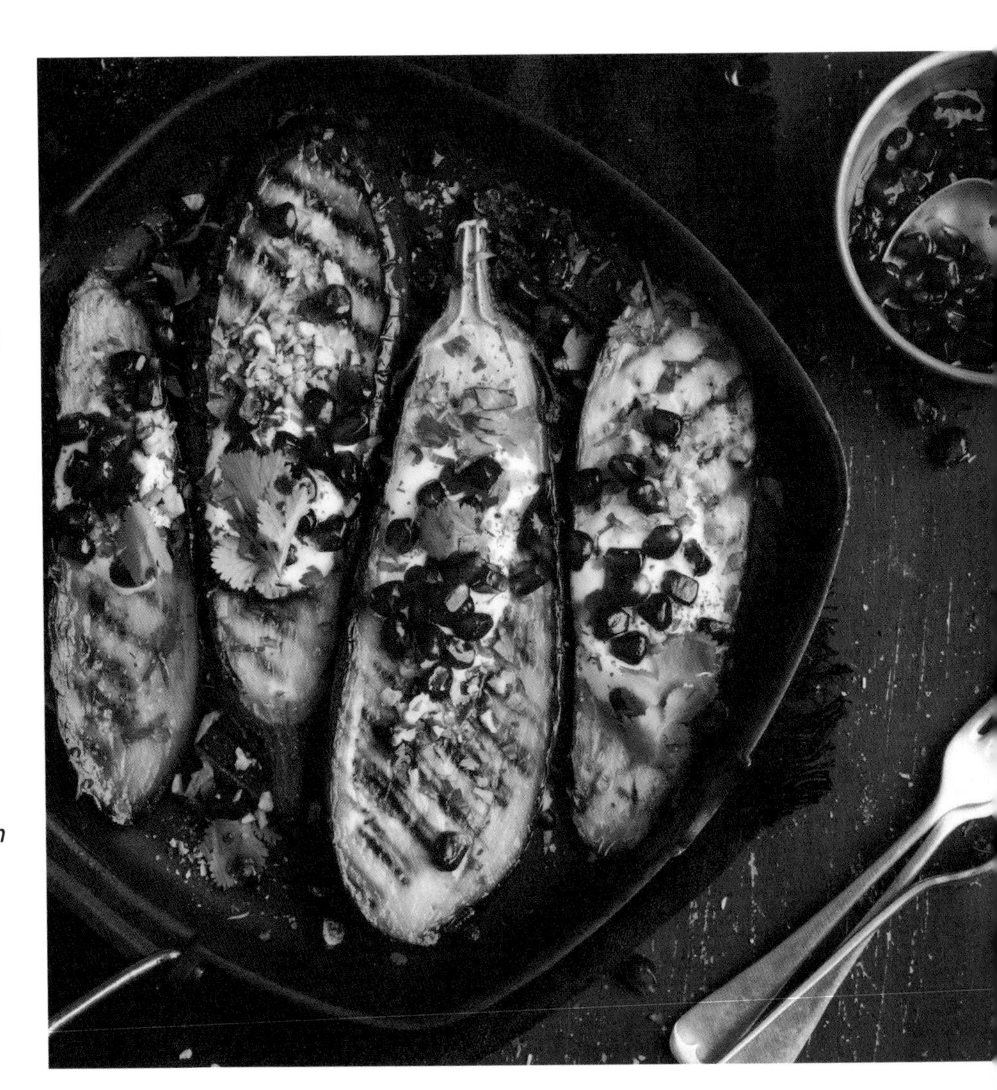

Zutaten für 4 Personen

5 Auberginen
200 g Ziegenfrischkäse
1 TL Zitronensaft
3 EL Olivenöl
3 Knoblauchzehen
1 TL Cayennepfeffer
1 Prise gemahlene Bockshornkleesamen
20 g Oliven, entsteint
50 g kleingehackte Walnüsse
1 Granatapfel
1/2 Bund Petersilie zum Bestreuen
Olivenöl zum Anbraten

Tipp:
Walnüsse schmecken am besten, wenn man sie vorher ohne Öl anröstet.

1. Für die Sauce den Ziegenkäse mit 3 EL Olivenöl, Zitronensaft, gepresstem Knoblauch, gemahlenen Bockshornkleesamen und Cayennepfeffer in einem Mixer gut verrühren. 30 Minuten im Kühlschrank ruhen lassen.

2. Auberginen waschen, in Längsrichtung in Scheiben schneiden, salzen und mit Olivenöl bestreichen.

3. Grillpfanne aufheizen und Auberginen beidseitig anbraten.

4. Die Käsesauce über die gegrillten Auberginen verteilen und mit Granatapfelkernen, kleingehackten Walnüssen und feingehackter Petersilie bestreuen.

Auberginen-Rouladen mit Walnussfülle

Wenig Kalorien und viele wertvolle Inhaltsstoffe zeichnen die Aubergine aus. Sie wird deshalb von gesundheitsbewussten Menschen sehr geschätzt. Auberginen senken den Cholesterinspiegel und helfen bei Nierenleiden.

Zeit: 30 Minuten

Schwierigkeitsgrad:

Zutaten für 4 Personen

5 Auberginen
1 Zwiebel, mittelgroß
300 g Walnüsse, gerieben
4 Knoblauchzehen
1 Bund Koriandergrün
2 TL gemahlene Koriandersamen
1 EL Chmeli Suneli
oder Currymischung
1 Prise Salz
1 EL Apfelessig
1 Prise roter Pfeffer
Kokosöl
oder Butterschmalz zum Anbraten

Tipp:
Zu Auberginen passen sehr gut Dinkelfladen (siehe Seite 51).

1. Für die Fülle Knoblauch pressen, Koriandergrün und Pfeffer fein hacken und zusammen mit den Gewürzen in einem Mörser zerstampfen.

2. Zwiebel fein hacken und in einem Sieb heiß abschrecken.

3. Alles gemeinsam mit den geriebenen Walnüssen vermischen, Apfelessig hinzufügen und gut vermengen.

4. Stiele von Auberginen entfernen, die Auberginen waschen und der Länge nach in Scheiben schneiden.

5. Kokosöl in einer Pfanne erhitzen und die Auberginen beidseitig braten.

6. Die Walnussfülle auf den Auberginen verteilen und darin einwickeln.

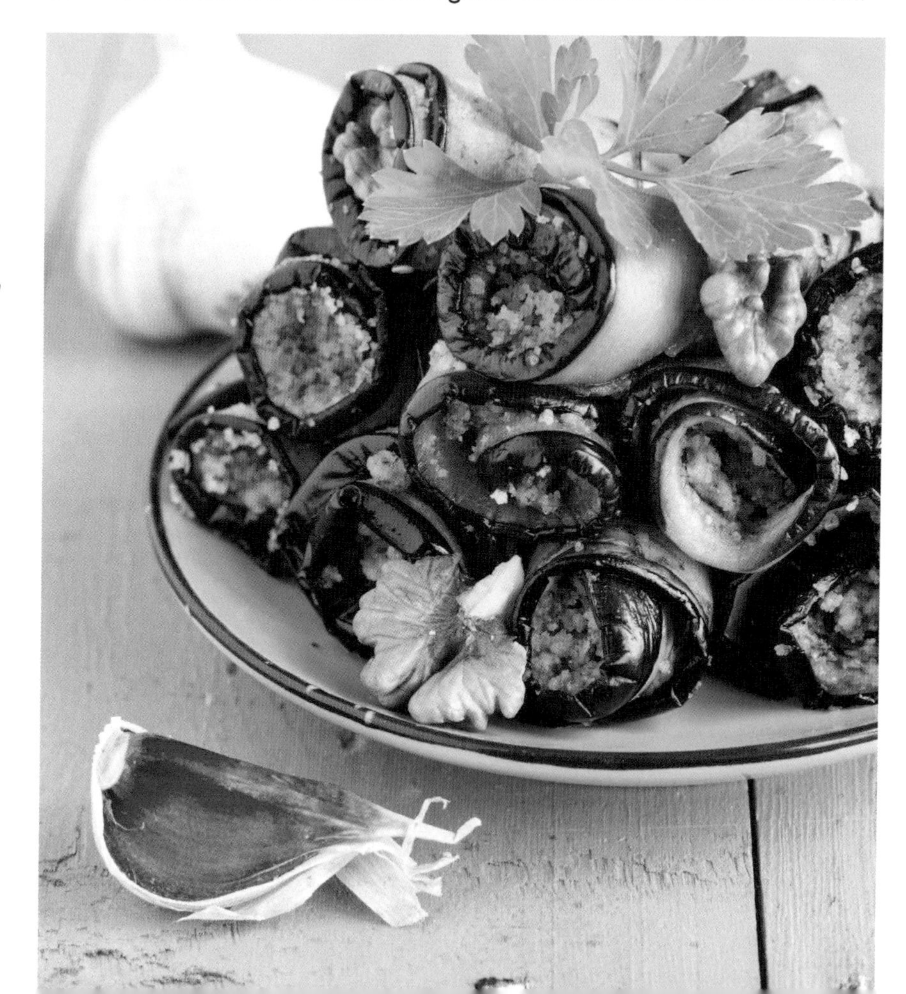

Süßkartoffel-Wok mit Champignons

Die Süßkartoffel wurde dank ihrer wertvollen Nähr- und Vitalstoffe als nährstoffreichstes Gemüse der Natur ausgezeichnet. Ihr Inhaltsstoff Caiapo, der vorwiegend in der Schale zu finden ist, verbessert Cholesterinwerte und senkt den Nüchternblutzucker.

Zeit: 30 Minuten

Schwierigkeitsgrad:

Zutaten für 4 Personen

5 große Süßkartoffeln
1 Papaya
1 Zucchini
200 g Champignons
3 Knoblauchzehen
1 Prise Kräutersalz
250 ml Kokosmilch
Saft einer frischen Zitrone
Kokosöl zum Anbraten
1 TL Kurkuma
1 TL gemahlene Bockshornkleesamen
geriebener Käse zum Bestreuen

1. Süßkartoffeln, Papaya, Zucchini und Champignons klein schneiden, in den Wok geben und bei mittlerer Hitze in Kokosöl herausbraten, bis die Süßkartoffeln weich sind.

2. Mit Zitronensaft beträufeln und 1/4 Liter Kokosmilch beigeben.

3. Mit Bockshornklee, Kurkuma, Knoblauch und Kräutersalz würzen, danach mit Käse bestreuen und zugedeckt schmelzen lassen.

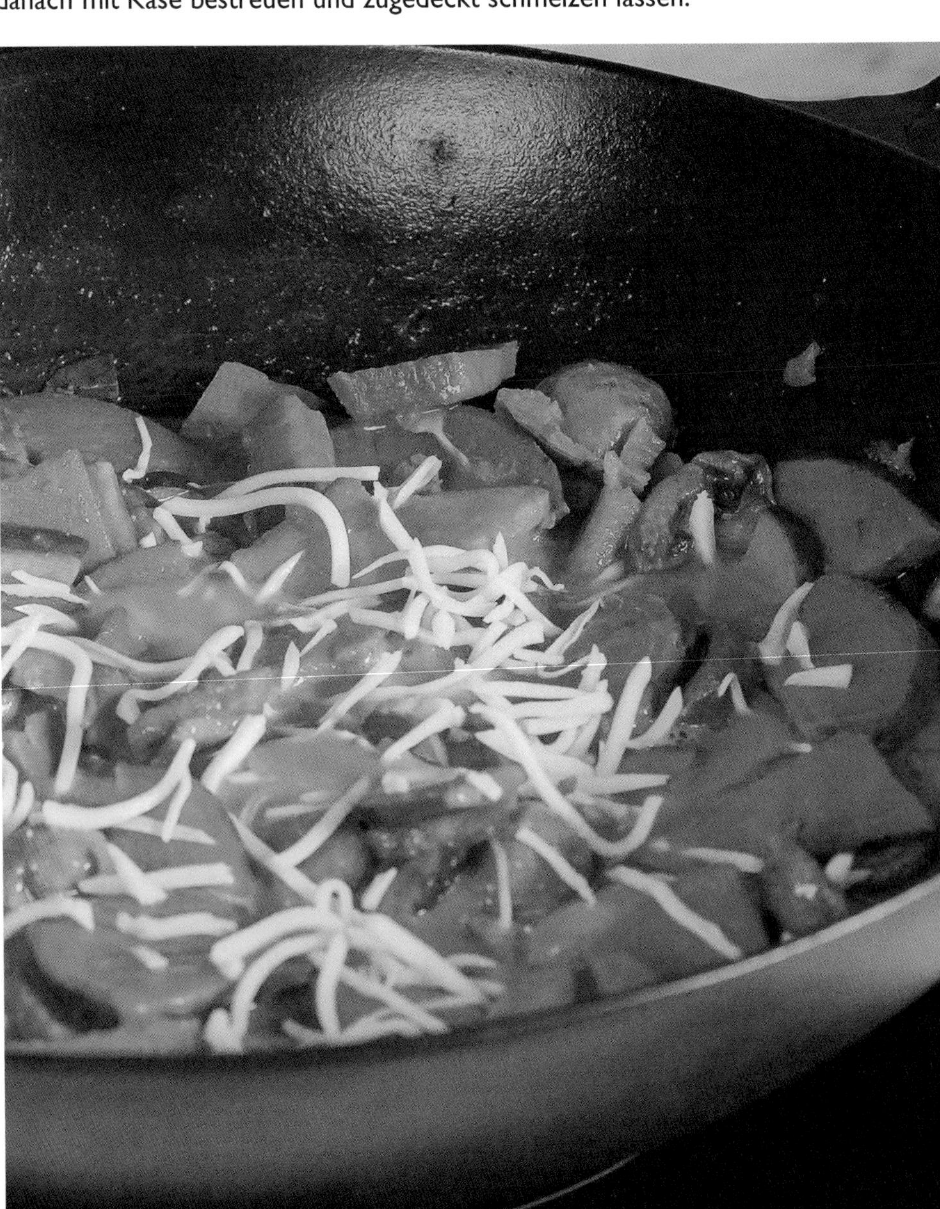

Karfiolauflauf
mit Bechamelsauce

Der Karfiol, auch Blumenkohl genannt, hat kaum Kalorien. Dafür jede Menge Ballaststoffe, viel Vitamin C und wertvolle Mineralstoffe. Er gehört zu den gesündesten Gemüsesorten und eignet sich auch bestens für Menschen mit Lebensmittelunverträglichkeiten.

Zeit: 90 Minuten

Schwierigkeitsgrad:

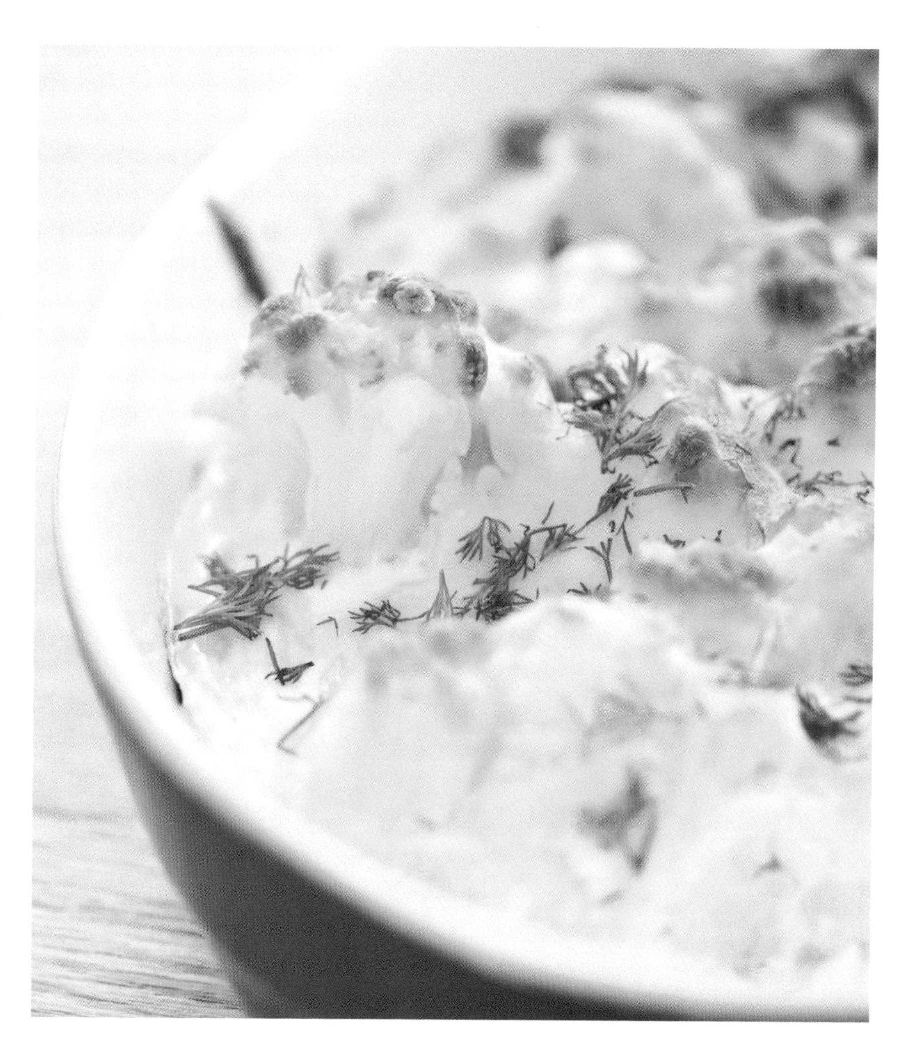

Zutaten für 4 Personen

2 Stück Karfiol
60 g Dinkelmehl
60 g Butter
500 ml Milch
Salz nach Geschmack
2 Eier
5 gehäufte EL Parmesan
400 g Schinken
4 EL Dinkel-Vollkornbrösel zum Bestreuen
Butter zum Gratinieren

1. Karfiol in Röschen zerteilen und im Salzwasser nicht zu weich kochen.

2. Für die Bechamelsauce Butter in einem Topf schmelzen. Mehl einrühren, leicht anrösten, die Milch unter ständigem Rühren nach und nach eingießen. Solange köcheln lassen, bis die Sauce eine sämige Konsistenz bekommt. Topf vom Herd nehmen, mit den Eiern und 3 gehäuften EL Parmesan vermengen.

3. Karfiol in einem Sieb abtropfen lassen. Eine feuerfeste Form mit Butter einfetten, mit Brösel ausstreuen und den Karfiol einfüllen.

4. Schinken in Stücke schneiden und unter den Karfiol mischen, Bechamelsauce darüber gießen, mit Parmesan und Brösel bestreuen. Butterflöckchen darauf verteilen.

5. Im auf 180 °C vorgeheizten Backofen 45 Minuten backen, bis die Oberfläche goldbraun ist.

Fisolenterrine mit Walnüssen

Fisolen, auch grüne Bohnen genannt, gehören zu den Hülsenfrüchten. Sie sind sehr protein-, vitamin- und ballaststoffreich und senken sowohl Cholesterin- wie auch den Blutzuckerspiegel. Die Kombination mit Walnüssen und den ausgewählten Gewürzen macht diese köstliche Speise zum idealen Diabetikergericht.

Zeit: 1 Stunde

Schwierigkeitsgrad:

Zutaten für 2 Personen

500 g Fisolen
1 Zwiebel, mittelgroß
150 g Walnüsse, gerieben
2 Knoblauchzehen
1 Bund Koriandergrün
1 TL Koriandersamen, gemahlen
1 TL Chmeli Suneli
1 Prise Salz
1 EL Apfelessig
1 roter Pfefferoni

Tipp:

Als Beilage empfehlen wir Dinkelfladen (siehe Seite 51).

1. Fisolen kochen, abseihen und auskühlen lassen.

2. Knoblauch pressen, Koriandergrün und Pfefferoni fein hacken und zusammen mit den Gewürzen in einem Mörser zerstampfen.

3. Zwiebel fein hacken und in einem Sieb heiß abschrecken.

4. Die Fisolen kräftig auspressen und in einem Fleischwolf oder Blitzhacker zerkleinern.

5. Alles in einer Schüssel verkneten, Apfelessig zugeben und gut vermischen.

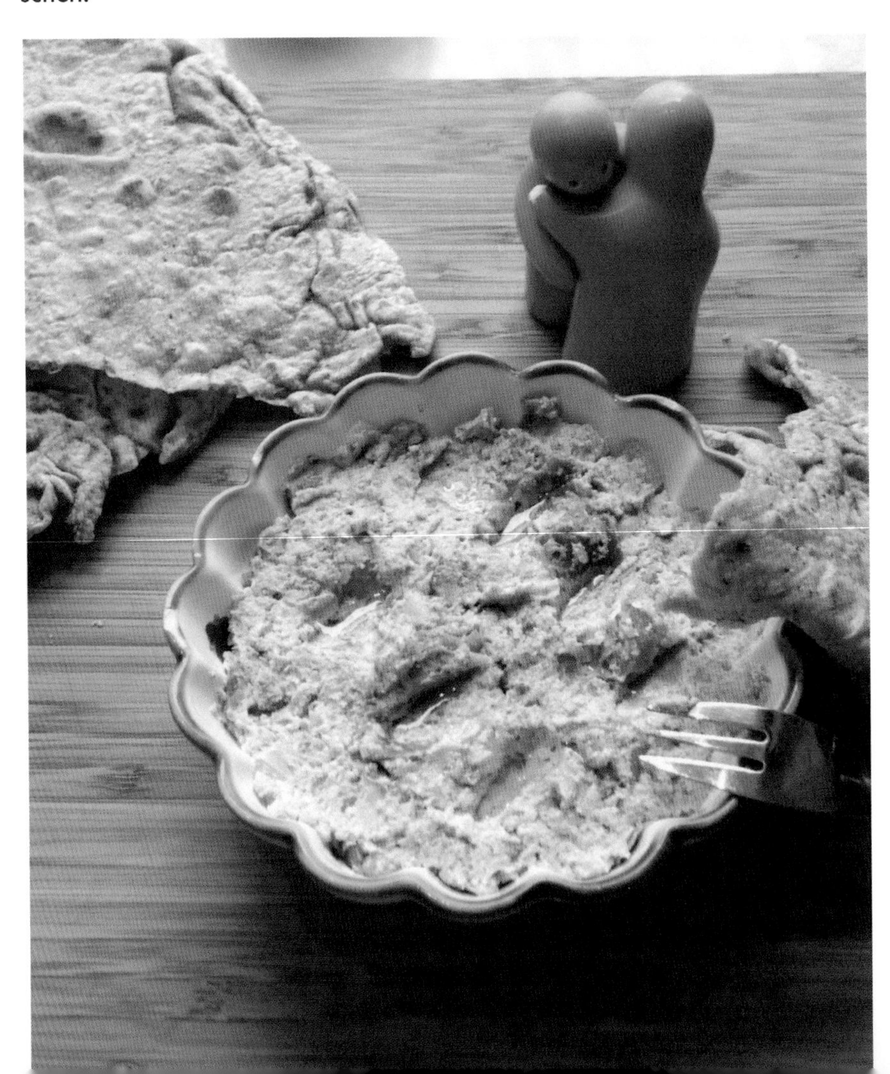

Fisolen-Pfanne mit Sellerie

Fisolen besitzen einen milden, feinen Geschmack und enthalten bioaktive Stoffe namens Saponine. Diesen wird eine entzündungshemmende und antikanzerogene Wirkung zugeschrieben.

Zeit: 40 Minuten

Schwierigkeitsgrad:

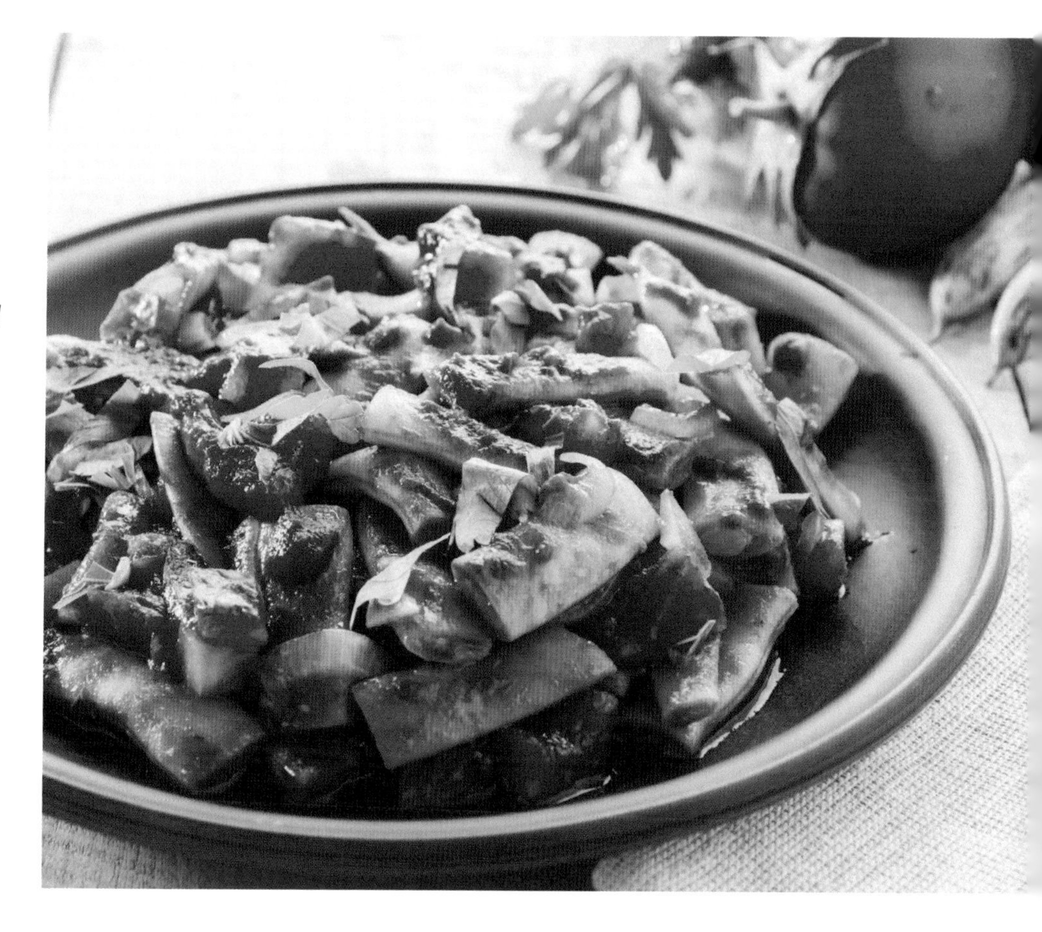

ZUTATEN FÜR 2 PERSONEN

1 kg Fisolen
3 Sellerie Stangen
1 Zwiebel
2 Paprika
2 Knoblauchzehen
4 große Tomaten
2 Eier
1Bund Koriander
1 Pfefferoni
1 Prise Bohnenkraut
2 gestr. TL Currymischung
Butterschmalz zum Dünsten

Tipp:
Fisolenpfanne kann auch als Beilage zu Fisch serviert werden.

1. Fisolen waschen, in Stücke schneiden und in Salzwasser weich kochen.

2. In einer Pfanne Butterschmalz erhitzen. Sellerie, Zwiebel, Knoblauch, Pfefferoni und Paprika fein hacken und dünsten.

3. Gekochte Fisolen abseihen, in die Pfanne geben und mitdünsten.

4. Tomaten reiben und mit den Fisolen vermengen. Alles würzen und gut vermischen.

5. Eier verquirlen und zusammen mit dem feingehackten Koriander in die Pfanne gießen, unter Rühren die Eier stocken lassen.

Zucchinipasta mit Brennnesseln

Da Zucchini einen weitgehend neutralen Geschmack haben, passen sie sich wunderbar flexibel an jede Geschmacksrichtung an und können so vielfältig verwendet werden. Sie sind vitaminreich und haben kaum Kalorien.

Zeit: 30 Minuten

Schwierigkeitsgrad:

ZUTATEN FÜR 2 PERSONEN

5 große Zucchini
4 Knoblauchzehen
1 Prise Salz
2 EL getrocknete Brennnesselblätter
Parmesan
Olivenöl

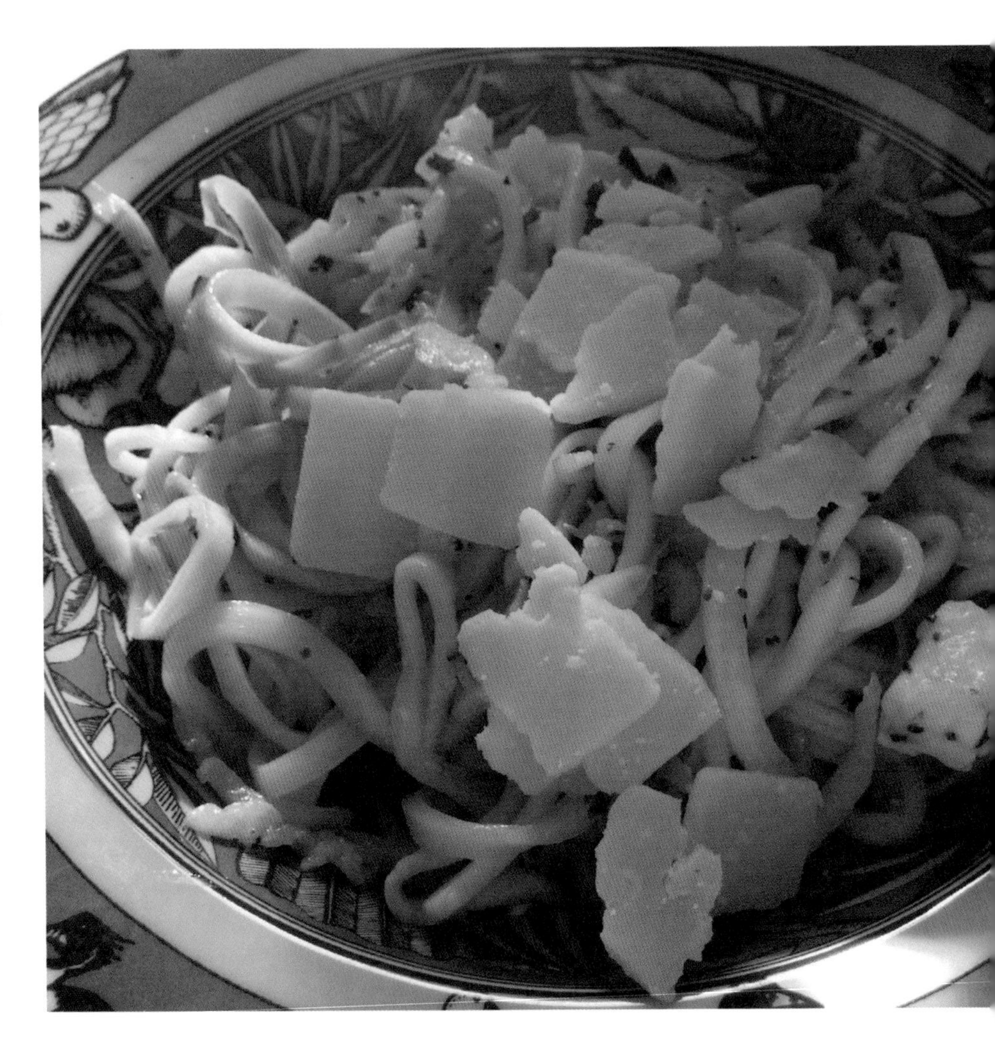

1. Zucchini schälen und mit Gemüse-Spiralschneider (Gemüsespitzer) in Nudelform schaben.

2. Olivenöl in einer Pfanne erhitzen und feingehackten Knoblauch anschwitzen. Zucchininudeln beigeben und 5-6 Minuten dünsten.

3. Brennnesseln darüber streuen, salzen und alles gut vermischen.

4. Zum Servieren mit Parmesan bestreuen.

Kichererbsenpasta mit Spinat

Pasta aus Kichererbsenmehl ist nicht nur vegan und glutenfrei, sondern auch durch und durch gesund. Der niedrige Glykämische Index (GI) macht sie vor allem besonders für Diabetiker interessant.

Zeit: I Stunde

Schwierigkeitsgrad:

Zutaten für 4 Personen

Pasta:

500 g Kichererbsenmehl
I EL Kurkuma
4 Eier
I Prise Salz
300 ml Wasser

Sauce:

400 g frischer Spinat
4 Frühlingszwiebeln
3 kleine Koblauchzehen
3 EL Basilikumblätter oder Koriander
500 ml Schlagobers
I Prise Salz
I TL Pfeffer
80 g Walnüsse
Kokosöl oder Butterschmalz für die Pfanne

1. Für die Pasta das Kichererbsenmehl, Kurkuma, Eier und Salz gut miteinander vermischen. Wasser hinzufügen und zu einem Teig verkneten.

2. Zugedeckt für 30 Minuten in den Kühlschrank stellen.

3. Ein Brett mit Kichererbsenmehl bestreuen. Den Teig dünn ausrollen und in Streifen schneiden.

4. Salzwasser in einem Topf aufkochen und die Kichererbsenpasta darin 5 Minuten al dente kochen. Danach abseihen und zurück in den Topf geben.

5. In der Zwischenzeit Kokosöl oder Butterschmalz in einer Pfanne erhitzen. Feingehackte Frühlingszwiebeln und Knoblauch 3 Minuten lang darin anschwitzen. Schlagobers hinzufügen und würzen.

6. Walnüsse klein hacken und in einer Pfanne ohne Öl anrösten.

7. Spinat waschen und auf einem Küchenpapier abtropfen lassen. Zu der Zwiebel-Schlagoberssauce hinzufügen und 5 Minuten bei schwacher Hitze garen. Sauce und Pasta im Topf miteinander vermischen.

8. Zum Servieren mit gerösteten Walnüssen und feingehacktem Basilikum bestreuen.

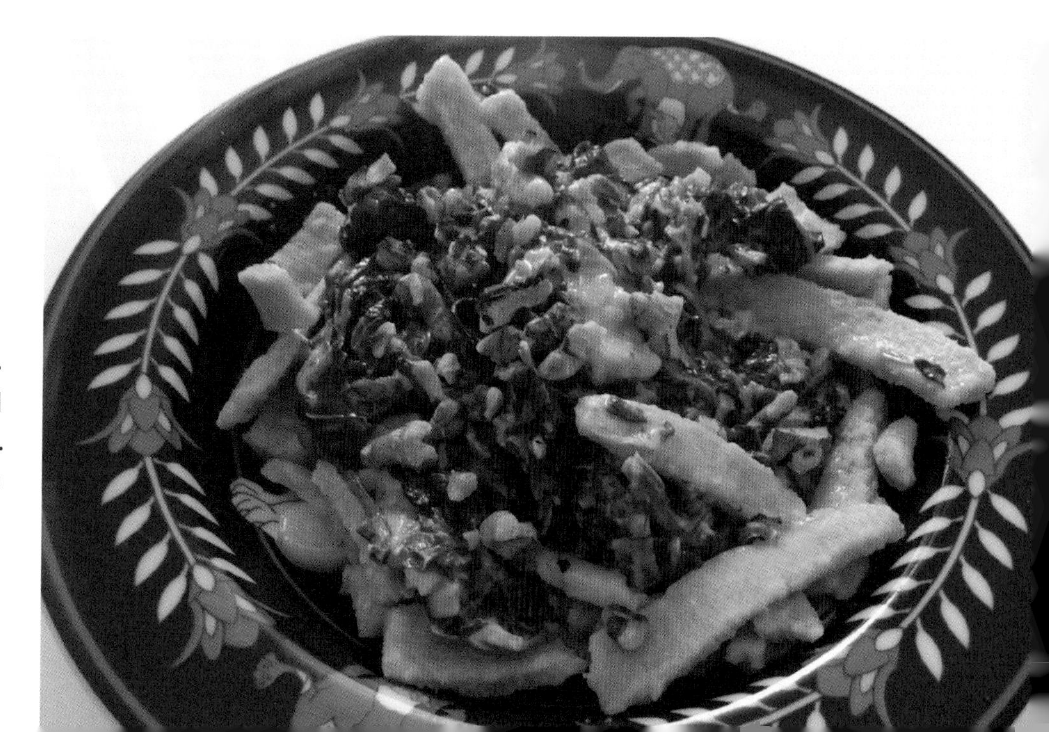

Linsenfusilli mit Brokkoli

Dank ihres hohen Proteingehaltes zählen Linsen zu den besten Fleischalternativen. Sie machen lange satt und unterstützen die Verdauung. Dass man jedoch auch ausgezeichnete Pasta daraus machen kann, ist ein echter Insidertipp.

Zeit: 25 Minuten

Schwierigkeitsgrad:

Zutaten für 2 Personen

250 g Linsenfusilli
1 kleine Zwiebel
2 Knoblauchzehen
5 Cherrytomaten
7 Brokkoliröschen
Basilikum
1 Prise Salz
1/2 TL Oregano
150 ml Schlagobers
Kokosöl

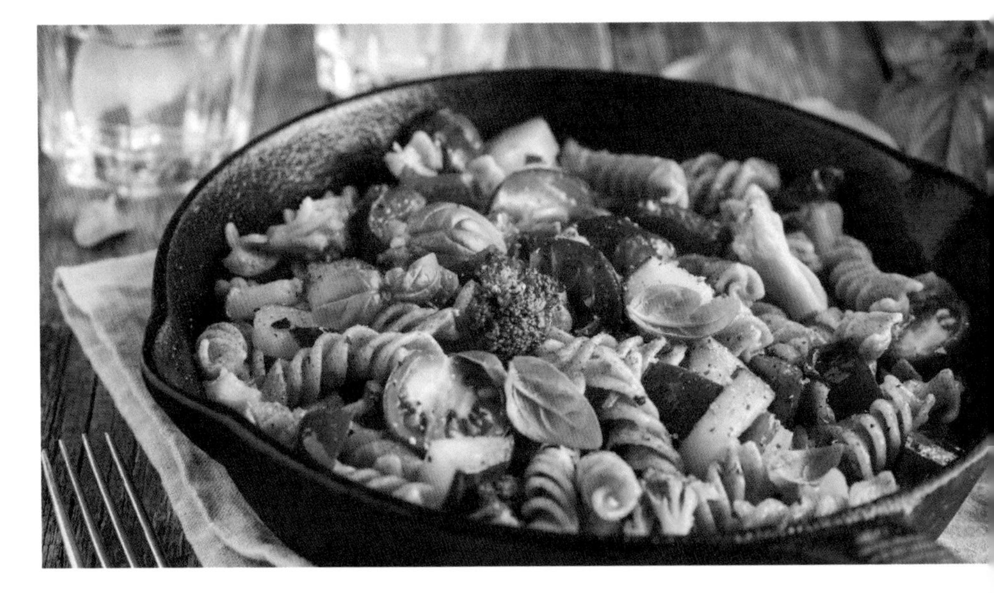

1. Linsenfusilli in Salzwasser 4 Minuten lang kochen, abseihen und mit kaltem Wasser abschrecken.

2. In einer Pfanne das Öl erhitzen, die kleingehackte Zwiebel und den Knoblauch glasig anschwitzen und die Brokkoliröschen dazugeben. Mit etwas Wasser übergießen und zugedeckt dünsten, bis die Brokkoliröschen weich werden.

3. Schlagobers zugeben, mit Salz, Pfeffer und Oregano würzen, in Stücke geschnittene Tomaten zugeben und 2 Minuten schwach köcheln lassen. Fusilli und Basilikum beigeben und alles miteinander verrühren.

Linsenpasta zum Selbermachen

500 g gemahlene rote Linsen
1 EL Kurkuma
2 Eier
1 Prise Salz
200 ml Wasser

Linsen in einer Gewürzmühle mahlen. Kurkuma, Eier, Salz und gemahlene Linsen gut miteinander vermischen. Wasser hinzufügen und zu einem Teig verkneten. Zugedeckt für 30 Minuten in den Kühlschrank stellen. Ein Brett mit gemahlenen Linsen bestreuen. Teig dünn austrollen und in Streifen schneiden. Wasser in einem Topf aufkochen und die Pasta darin 5-7 Minuten kochen. Abseihen und mit kaltem Wasser abschrecken.

Konjaknudeln in Schlagoberssauce

Dieser gesunde Spaghetti-Ersatz wird in der asiatischen Küche bereits seit 1.500 Jahren verwendet und ist bei uns unter ernährungsbewussten Menschen schon seit geraumer Zeit bekannt. Pasta schlemmen und gleichzeitig abnehmen, das wird dank Konjaknudeln Realität. Tipp: Viel Wasser dazu trinken!

Zeit: 20 Minuten

Schwierigkeitsgrad:

Zutaten für 2 Personen

500 g Konjaknudeln
2 Frühlingszwiebeln
1 Paprika
6 Maiskölbchen
250 g Pilze
1 Bund Koriandergrün
1 Prise Salz
30 g geriebener Bergkäse
2 Knoblauchzehen
1 Prise Ingwerpulver
1 Prise Garam Masala
150 ml Schlagobers

1. Konjaknudeln nach Packungsanleitung vorbereiten.

2. Pilze, Maiskölbchen, Frühlingszwiebeln, Paprika und Knoblauch fein hacken und in einer Pfanne 3 Minuten dünsten.

3. Koriandergrün ebenfalls fein hacken, zu dem Gemüse geben und 1 Minute mitdünsten.

4. Schlagobers und geriebenen Bergkäse beigeben, mit Garam Masala, Ingwerpulver und Salz würzen und bei schwacher Hitze 1 Minute schmoren lassen.

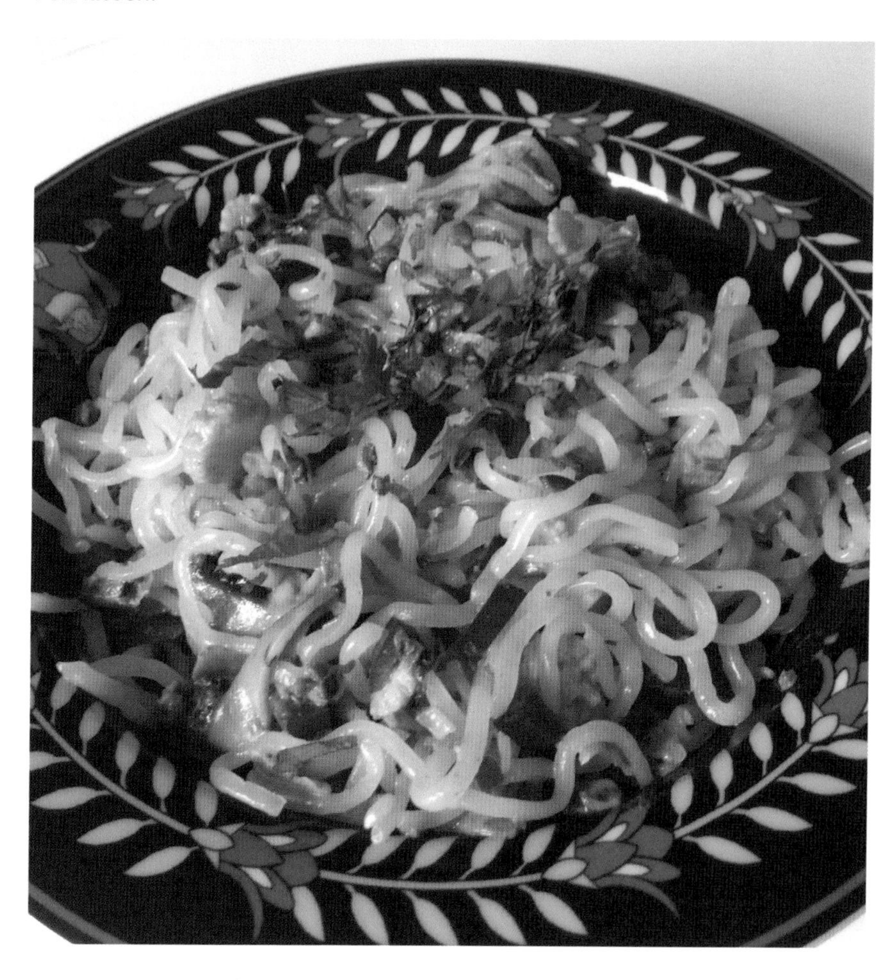

Pizza mit Karfiolboden und Spargel

Der Karfiol, auch Blumenkohl genannt, wurde zu Recht zum Gemüse des Jahres 2015 ernannt. Er eignet sich, wie auch die Zucchini, hervorragend zu einer bedeutend gesünderen Variante des herkömmlichen Pizzabodens. Belag nach Geschmack.

Zeit: 1,5 Stunde

Schwierigkeitsgrad:

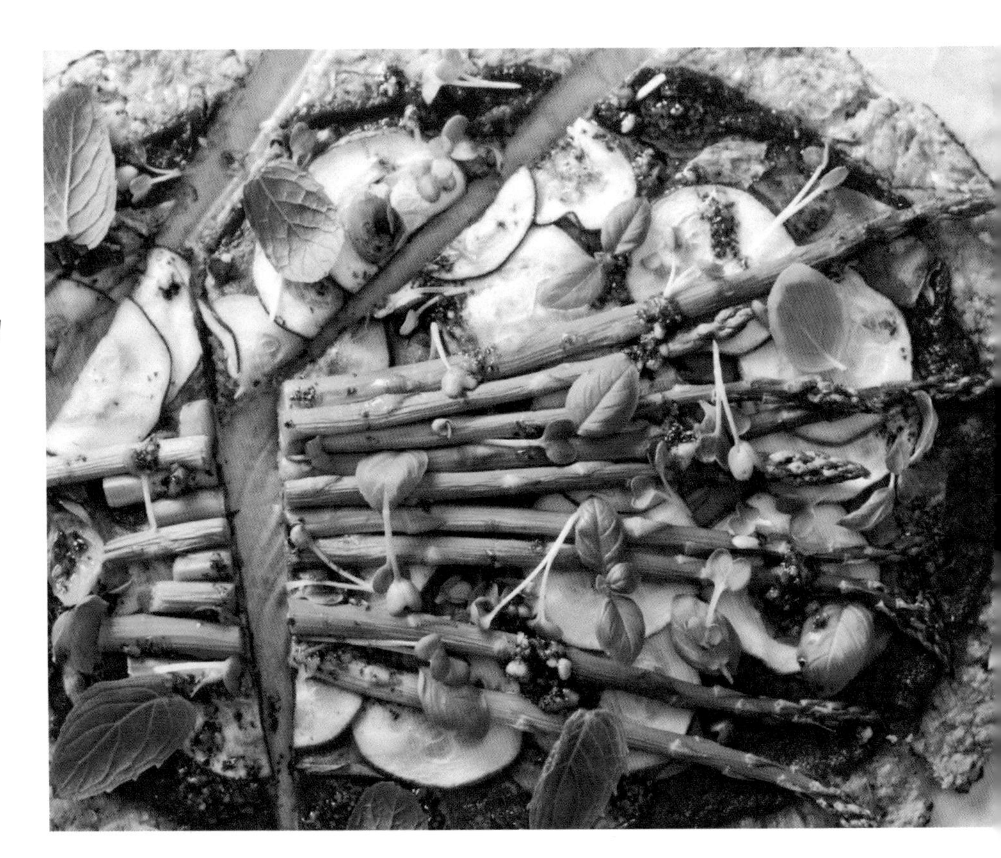

Zutaten für 2 Personen

Pizzaboden:

1 kg Karfiol
2 Eier
120 g geriebene Mandeln
1 Prise Salz
1 TL Oregano

Belag:

500 g grüner Spargel
1 Zucchini
Basilikum
Käse zum Bestreuen

1. Backofen auf 200 °C vorheizen.

2. Die Karfiolröschen im Mörser auf die Größe von Reiskörnern zerkleinern.

3. Einen Topf mit 500 ml Wasser aufstellen und zum Kochen bringen. Den zerkleinerten Karfiol in den Topf geben und zugedeckt 5 Minuten kochen lassen.

4. Danach Karfiol abseihen und in ein Geschirrtuch wickeln. Leicht abkühlen lassen und kräftig die überschüssige Feuchtigkeit auspressen.

5. In einer Schüssel alle Teigzutaten vermischen.

6. Den Teig 1 cm dick auf ein mit Backpapier ausgelegtes Blech auflegen und andrücken.

7. Den Pizzaboden für 20 Minuten in den Backofen schieben, bis er goldbraun ist. Danach herausnehmen, leicht abkühlen lassen und mit Tomatensauce bestreichen.

8. In Scheiben geschnittene Zucchini, Spargel, Basilikum und geriebenen Käse auf der Pizza verteilen und weitere 10-15 Minuten lang backen.

Pizza mit Zucchiniboden und Ruccola

Der Zucchini-Pizzaboden wird im Vergleich zum Karfiol etwas fester. Generell kann man sagen, dass, je kleiner die Zucchini sind, umso würziger sind sie im Geschmack.

Zeit: 50 Minuten

Schwierigkeitsgrad:

ZUTATEN FÜR 2 PERSONEN

Pizzaboden:

4 große Zucchini
4 Eier
200 g geriebener Käse
1 Prise Salz
Kokosöl oder Butter

Belag:

3 große Tomaten
Ruccola
2 Knoblauchzehen

1. Den Backofen auf 180 °C Umluft aufheizen.

2. Zucchini raspeln, salzen und 5-6 Minuten stehen lassen. Danach leicht mit den Händen ausdrücken. Die Eier und den geriebenen Käse dazugeben und alles gut verrühren.

3. Backblech mit Kokosöl oder Butter bestreichen und die Zucchinimasse darauf verteilen. Im Backofen 15-20 Minuten backen.

4. In Scheiben geschnittene Tomaten, feingehackten Knoblauch und Ruccola auf Pizzaboden verteilen und für weitere 3-4 Minuten in den Backofen geben.

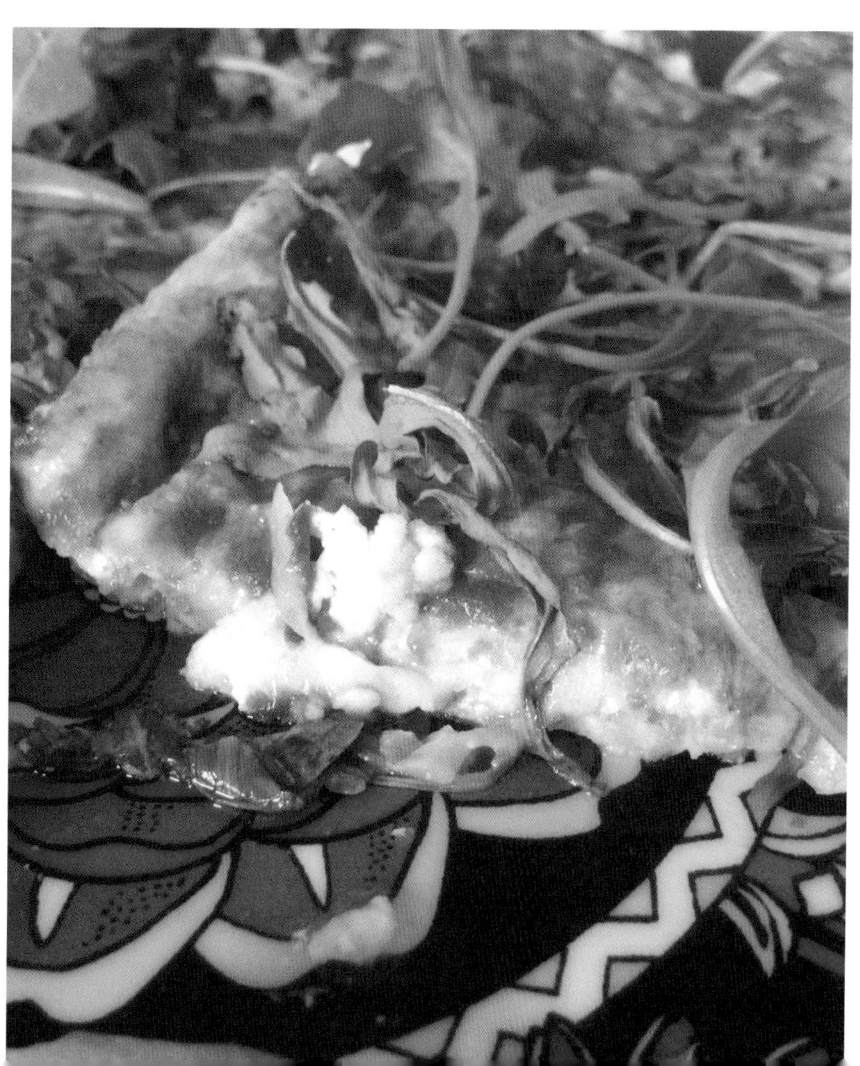

Dinkel-Pizza mit Pfefferoni

Die Pizza aus Dinkelteig ist die gesündere Variante im Vergleich zu herkömmlichen Pizzaböden aus Weizenmehl. Je höher die sogenannte „Type-Anzahl" des Dinkelmehles, desto mehr Mineralstoffe beinhaltet es.

Zeit: 1,5 Stunde

Schwierigkeitsgrad:

Zutaten für 2 Personen

Teig:

250 g Dinkelmehl
20 g Trockenhefe
1 El Olivenöl
1 Prise Salz
130 ml lauwarmes Wasser

Belag:

150 g Schinken
1 Mozzarella
7 Pfefferoni
4 Eier
200 g Champignons

1. Mehl, Hefe, Salz und Öl miteinander verrühren. Das Wasser darüber gießen und den Teig kneten, bis er nicht mehr an den Fingern kleben bleibt. Mit einem Geschirrtuch zugedeckt 1 Stunde an einem warmen Ort ruhen lassen.

2. Backofen auf 220 °C vorheizen.

3. Den Teig auf einem mit Dinkelmehl bestreuten Brett dünn ausrollen, Backblech mit Backpapier auslegen, den Teig darauflegen, mit Tomatensauce bestreichen und den geriebenen Pizzakäse darüber streuen.

4. Schinken, Champignons und Mozzarella in Stücke schneiden und auf dem Pizzaboden verteilen. Zum Schluss mit Pfefferoni belegen.

5. Pizza für 5 Minuten in den Backofen schieben. Danach Eier darüber schlagen, mit Oregano würzen und weitere 15-20 Minuten fertig backen.

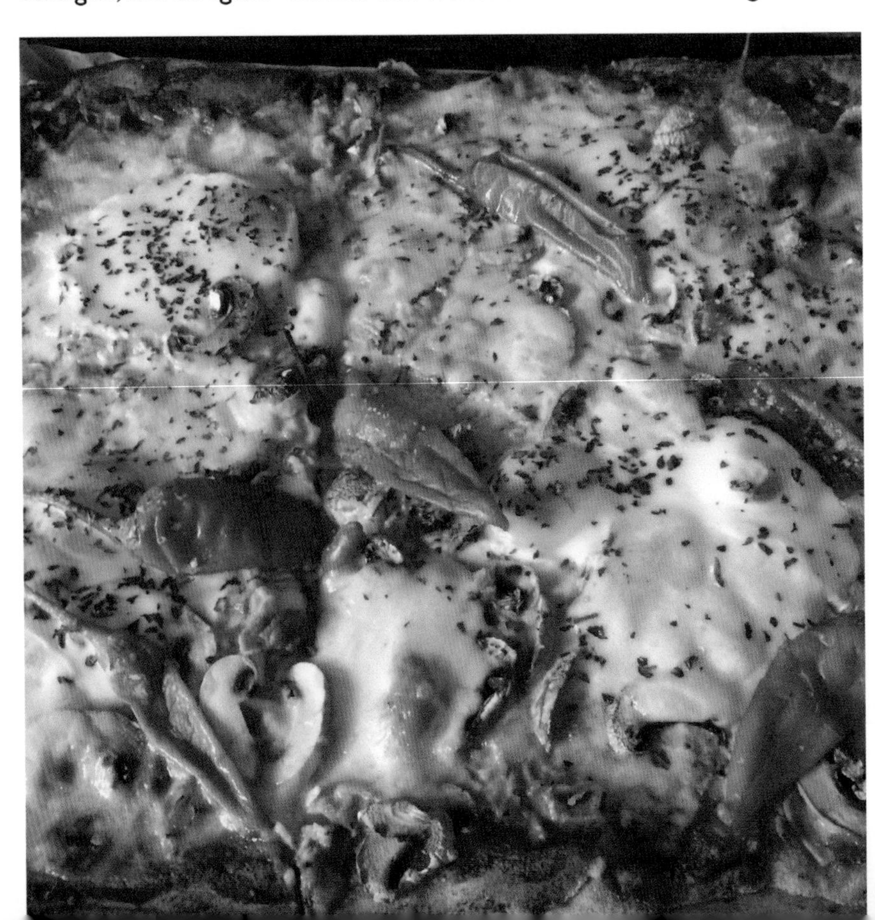

»Farinata« Fladen-Pizza aus Kichererbsenmehl

Farinata ist der italienische Name für einen Fladen aus Kichererbsenmehl. Farinata kann auch gut als Pizzaboden genutzt werden. Das italienische Fladenbrot aus Kichererbsenmehl ist eine weitere wohlschmeckende Möglichkeit, einen gesunden Pizzaboden herzustellen. Es benötigt dazu nur einige wenige Zutaten, Belag nach Wahl.

Zeit: 1 Stunde

Schwierigkeitsgrad:

Zutaten für 2 Personen

Fladen:

250 g Kichererbsenmehl
500 ml lauwarmes Wasser
5 EL Olivenöl
1 TL Salz
1 gestr. TL Pfeffer
1 TL Kurkuma
2 TL Ingwerpulver

Belag:

1 Mozarella
100 g Schinken
50 ml passierte Tomaten
2 Knoblauchzehen
Basilikum oder Oregano zum Bestreuen

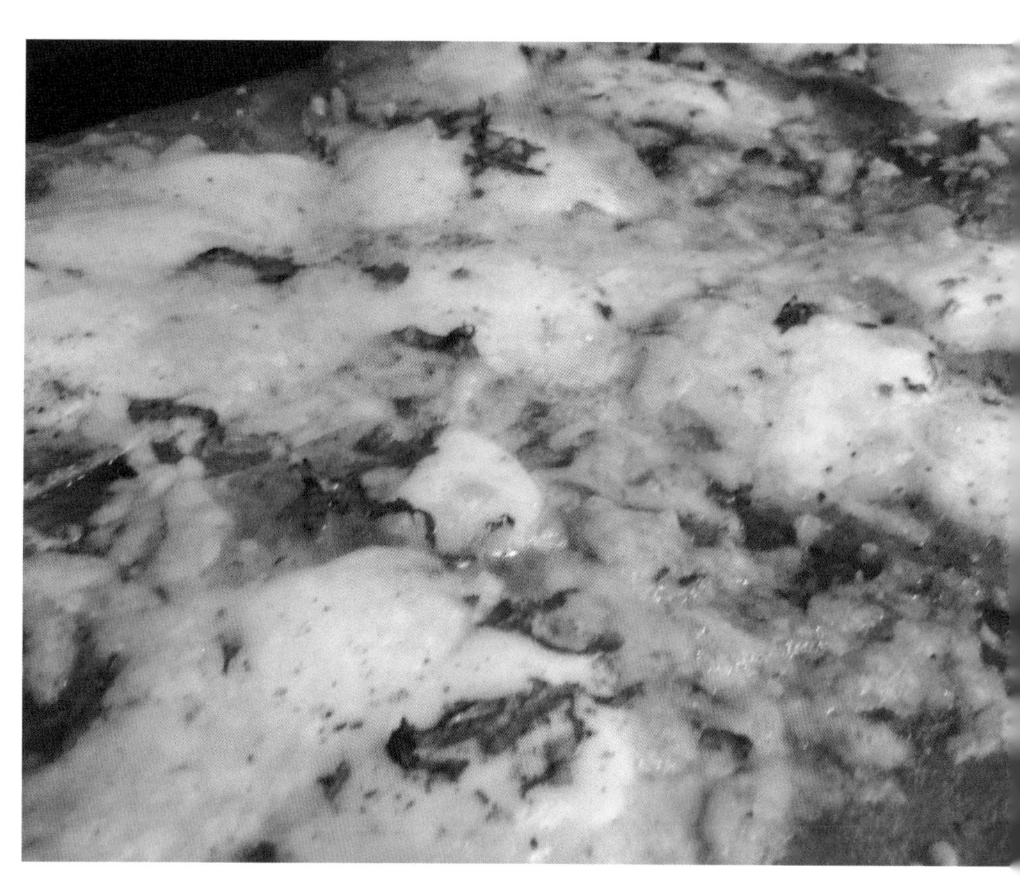

1. Aus Kichererbsenmehl, Salz, Kurkuma, Ingwerpulver, Pfeffer, Öl und Wasser einen Teig rühren. Der Teig sollte Buttermilch-Konsistenz haben. Zugedeckt 30 Minuten ruhen lassen.

2. Backofen auf 200 °C Umluft vorheizen. Backblech mit Öl bepinseln und im Backofen heiß werden lassen.

3. Den Teig darauf 3 mm hoch verteilen. 5 Minuten backen. Danach mit Tomatensauce bestreichen, feingehackten Knoblauch, Schinken und in Scheiben geschnittenen Mozarella verteilen und weitere 10-15 Minuten backen.

4. Zum Servieren mit zerzupften Basilikumblättern bestreuen.

Topfen-Spätzle mit Mandeln

Die etwas andere Methode, um Spätzle herzustellen. Lassen Sie sich überraschen, wie man mit wertvollen Mandeln wohlschmeckende Spätzle kreieren kann.

Zeit: 40 Minuten

Schwierigkeitsgrad:

Zutaten für 4 Personen

250 g Topfen
3 Eier
135 g geriebene Mandeln
1/2 TL Salz
2 TL Guarkernmehl
100 ml Schlagobers
1 TL Currymischung
80 g geriebener Bergkäse

1. Topfen und Eier gut miteinander verrühren. Geriebene Mandeln und Guarkernmehl zugeben und solange rühren, bis der Teig zähflüssig wird.

2. Einen Topf mit gesalzenem Wasser zum Kochen bringen. Hitze reduzieren.

3. Den Spätzleteig mit dem Spätzleschaber in den Topf schaben, 1 Minute ziehen lassen und mit einem Schaumschöpfer herausnehmen.

4. Backofen auf 200 °C Umluft vorheizen. Die Spätzle in einer feuerfesten Form verteilen, Currymischung darüber streuen, mit Schlagobers übergießen und mit Käse bestreuen. Backen, bis der Käse goldbraune Farbe bekommt (zirka 15 Minuten).

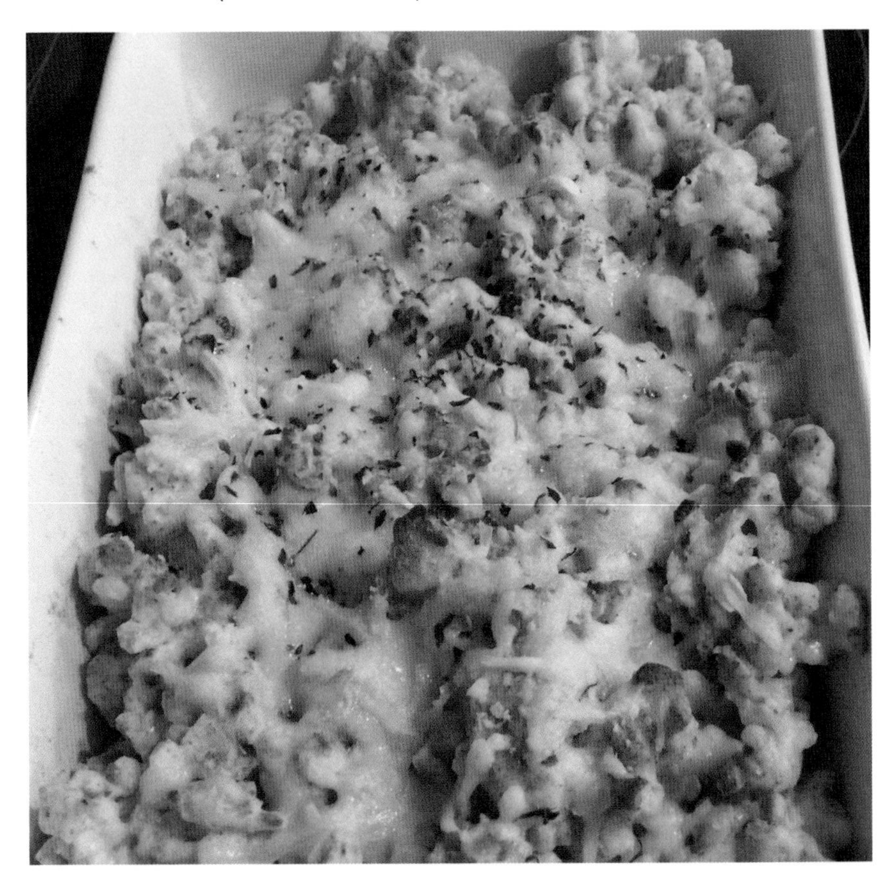

Buchweizen-Spätzle mit Bergkäse

Der gesunde Buchweizen bietet sich auch für Spätzle als eine empfehlenswerte Alternative zu herkömmlichem Weizen an. Der glutenfreie Buchweizen ist ein Kraftpaket an gesunden Nährstoffen.

Zeit: 40 Minuten

Schwierigkeitsgrad:

Zutaten für 2 Personen

250 g Topfen (20% Fett)
3 Eier
100 ml Milch
125 g Buchweizenmehl
125 g Dinkelmehl
1/2 TL Salz
1 EL Butterschmalz
150 g Bergkäse
1 Zwiebel, mittelgroß
Schnittlauch

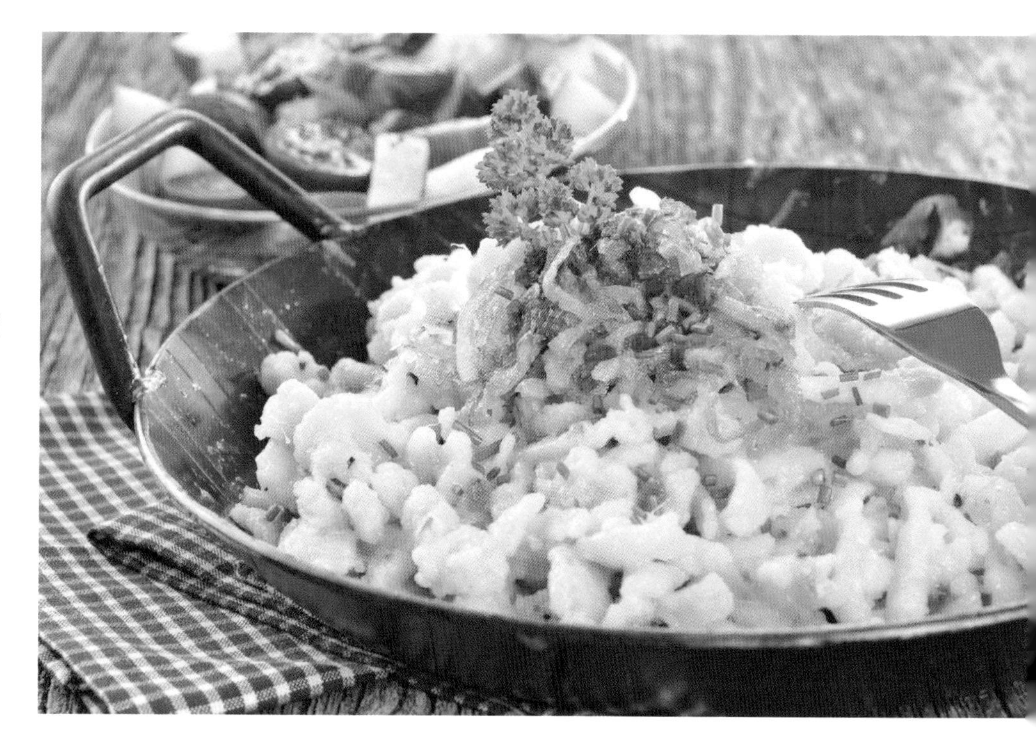

1. Topfen und Eier gut miteinander verrühren.

2. Milch und Mehl zugeben und solange rühren, bis der Teig zähflüssig wird.

3. Den Teig zugedeckt 15-20 Minuten ruhen lassen.

4. Einen Topf mit gesalzenem Wasser zum Kochen bringen.

5. Den Spätzle-Teig durch den Spätzleschaber in den Topf schaben.

6. Spätzle kochen, bis sie an der Oberfläche schwimmen und mit einem Schaumschöpfer herausnehmen.

7. Butterschmalz in einer Pfanne erhitzen und die feingehackten Zwiebeln darin goldgelb anschwitzen.

8. Die Spätzle und den geriebenen Bergkäse zu den Zwiebeln geben und kurz schwenken.

9. Zum Servieren mit Schnittlauch bestreuen.

Süßkartoffel-Gnocchi mit Gorgonzola Sauce

Haben Sie zuvor schon einmal davon gehört, dass man diese typische italienische Speise auch mit Süßkartoffeln ausgezeichnet kredenzen kann? Wir auch nicht, umso positiver überrascht waren wir schon nach der ersten Verkostung, und sind seitdem echte Fans!

Zeit: 50 Minuten

Schwierigkeitsgrad:

ZUTATEN FÜR 2 PERSONEN

Gnocchi:

500 g Süßkartoffeln
70 g Kokosmehl
50 g Dinkelmehl
1 Ei
1 Prise Salz

Sauce:

150 ml Schlagobers
60 g Speck
80 g Gorgonzola
1 TL Kurkuma
2 TL Basilikum

1. Süßkartoffeln gründlich waschen, in kleine Würfel schneiden und weich kochen.

2. Das Wasser abseihen und die Kartoffeln zerstampfen. Kokosmehl, Dinkelmehl, 1 Prise Salz und Ei zugeben und zu einem Teig verkneten.

3. Ein Brett mit Dinkelmehl bestreuen. Aus dem Kartoffelteig eine zirka 2 cm dicke Rolle formen und die Gnocchi abschneiden.

4. Einen Topf mit Salzwasser zum Kochen bringen. Die Hitze reduzieren und die Gnocchi darin ziehen lassen, bis sie an die Oberfläche steigen. Mit einem Schaumschöpfer herausnehmen.

5. Für die Sauce den Speck in kleine Stücke schneiden. In einer Pfanne anbraten, Gorgonzola, Schlagobers und Kurkuma zugeben und so-lange umrühren, bis der Gorgonzola geschmolzen ist.

6. Gnocchi zur Sauce geben und leicht schwenken. Zum Servieren mit Basilikum bestreuen.

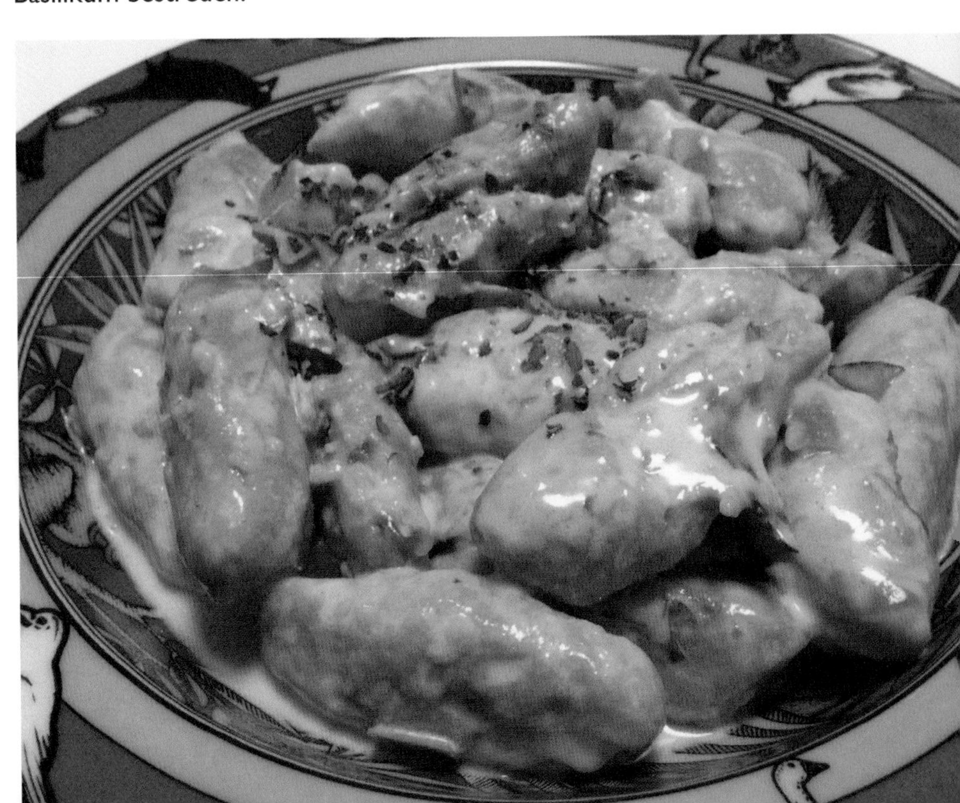

Breton Galette

Buchweizen-Pfannkuchen

Der aus der Bretagne stammende Buchweizenpfannkuchen ist ein überaus schmackhafter Geheimtipp und wird aus reinem Buchweizen hergestellt.

Zeit: 40 Minuten

Schwierigkeitsgrad:

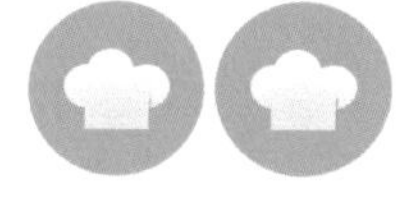

ZUTATEN FÜR 4 PERSONEN

Galette:

150 g Buchweizenmehl
1 Ei
1 Prise Ingwerpulver
1 Prise Zimt
1/2 TL Natron
1 Prise Salz
300 ml Wasser
Kokosöl zum Ausbraten

Fülle:

4 Eier
4 Schnitten Schinken
4 Schnitten Käse
Kräuter nach Belieben

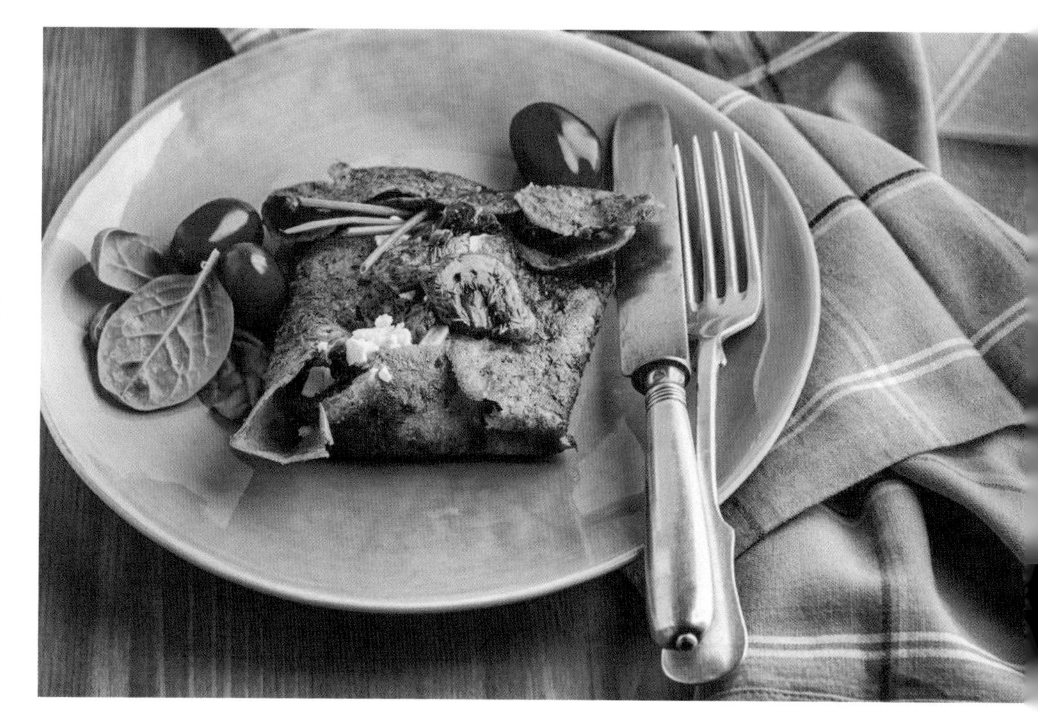

1. Ei, Salz, Wasser, Natron, Ingwerpulver und Zimt mit einem Mixer gut verrühren.

2. Buchweizenmehl zu der Eiermischung hinzufügen und weiter rühren bis der Teig die nötige Konsistenz erreicht hat.

3. Kokosöl in einer Pfanne erhitzen und den Pfannkuchenteig darin dünn verteilen.

4. Wenn die untere Seite golbraun wird, den Pfannkuchen wenden.

5. Ein Ei in die Mitte des Pfannkuchens schlagen und zugedeckt bei mittlerer Hitze stocken lassen (zirka 3 Minuten).

6. Danach in Streifen geschnittenen Schinken und Käse darüber streuen und von vier Seiten einschlagen, damit eine Tasche entsteht (siehe Abbildung). Mit Kräutern bestreuen und sofort servieren.

Guacamole
Avocado-Aufstrich

Die Avocado Creme mit dem mexikanischen Namen eignet sich hervorragend als Dip, zum Beispiel zu Tortilla-Chips. Man bezeichnet Guacamole zu Recht auch als gesunde Alternative zu Ketchup und Mayonnaise.

Zeit: 25 Minuten

Schwierigkeitsgrad:

Zutaten für 4 Personen

Guacamole:

5 Avocados
Saft von 2 Limetten
3 Knoblauchzehen
1 Zwiebel
schwarzer Pfeffer, nach Geschmack
1 Prise Salz
1/8 TL Cumin
1/2 TL Cayennepfeffer
1 Bund Koriander

Süßkartoffelchips:

3 große Süßkartoffeln
Salz nach Geschmack
1 TL Kurkuma
Cayennepfeffer

1. Avocado aufschneiden, entkernen, Fruchtfleisch mit einem Löffel herausnehmen und in einer Schüssel mit einer Gabel zerdrücken.

2. Zwiebel, Knoblauch und Koriander fein hacken und zusammen mit den Gewürzen und dem Limettensaft zu den Avocados geben,

3. Alles gut verrühren und sofort servieren.

Tipp: *Süßkartoffelchips sowie Fladenbrot (Seite 51) passen ideal dazu.*

Süßkartoffelchips

1. Süßkartoffeln gründlich waschen, abtrocknen und in sehr dünne Scheiben schneiden.

2. Backofen auf 170 °C Umluft vorheizen. Backblech mit Backpapier auslegen.

3. Süßkartoffelscheiben darauf verteilen, mit Salz, Cayennepfeffer und Kurkuma bestreuen und je nach Backofen zirka 20 Minuten backen.

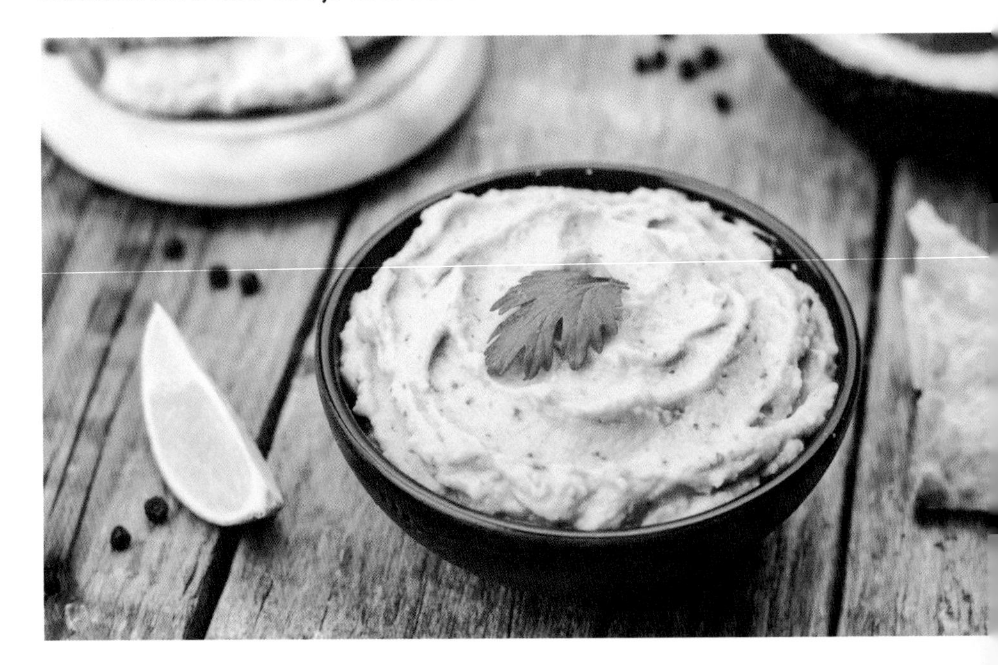

Bohnenaufstrich mit Fladenbrot

Das Comeback der Hülsenfrüchte feiert im Fall dieses delikaten Bohnen-Aufstrichs einen ganz besonderen Auftritt. Viel mehr Gutes können Sie für Gaumen und Gesundheit zugleich kaum noch tun.

Zeit: 1 Stunde

Schwierigkeitsgrad:

ZUTATEN FÜR 4 PERSONEN

Aufstrich:

200 g schwarze Bohnen
3 Knoblauchzehen
1 Zwiebel
Saft von 3 Limetten
1 EL Tahini
1 TL Cumin
Salz, nach Geschmack
1 Pfefferoni
2 EL Olivenöl
1 Bund Koriander

Dinkelfladenbrot:

500 g Dinkelvollkornmehl
100 g Sauerrahm
1 Prise Salz
1 TL gemahlene Bockshornkleesamen
2 TL Natron

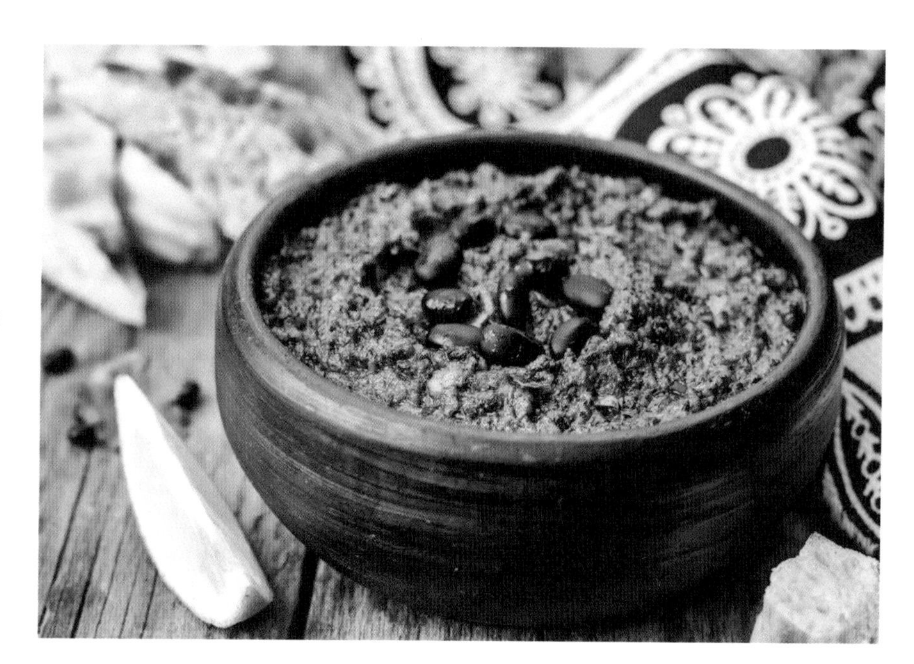

1. Bohnen über Nacht im Wasser einweichen. Danach das Wasser abseihen und die Bohnen in einem Topf mit frischem Wasser bei mittlerer Hitze kochen. Wenn die Bohnen weich sind, Wasser abgießen und die Bohnen leicht auskühlen lassen.

2. Zwiebel, Knoblauch, Koriander und Pfefferoni fein hacken. Alle Zutaten mit den Bohnen vermengen und in einem Hochleistungs-Mixer pürieren.

Tipp: *Zu dem Bohnen-Aufstrich passen Süßkartoffelchips (siehe Seite 50), sowie Dinkelfladenbrot.*

DINKELFLADENBROT

1. Dinkelvollkornmehl mit einer Prise Salz, gemahlenen Bockshornkleesamen und Natron vermischen. Sauerrahm und Wasser zugeben und zu einem geschmeidigen Teig verkneten.

2. Den Teig in dünne Fladen ausrollen und in einer Pfanne ohne Öl beidseitig braten.

Chili-Sauce
für Burger und Schnitzel

Diese süßsaure Eigenkreation einer Chili-Sauce hat es in sich. Sie ist nicht nur „höllisch" gut, sondern passt durch ihre vielfältige Geschmacksnote auch zu unterschiedlichsten Gerichten.

Zeit: 25 Minuten

Schwierigkeitsgrad:

Zutaten für 4 Personen

2 Stück frische Chilischoten (alternativ rote Pfefferoni)
2 Knoblauchzehen
1 oranger oder roter Paprika
1/2 Zwiebel
2 EL Ketchup „zuckerfrei", oder Tomatensauce
1 TL Salz
1 TL Currypulver
1 TL Ingwerpulver (oder 25 g frisch geriebener Ingwer)
50 ml Apfelessig oder Himbeeressig
150 g Kokosblütenzucker
Saft einer Zitrone
300 ml Wasser
(eventuell auch noch 1 TL Guarkernmehl hinzugeben)

1. Von den Paprika und Chili die Stiele abschneiden, die Knoblauchzehen sowie die Zwiebel schälen und alles gemeinsam in einem Blitzhacker zerkleinern.

2. Wasser, Essig und den Kokosblütenzucker in einem Topf zum Kochen bringen.

3. Paprika, Chili, Ketchup und Zitronensaft samt Gewürzen dazugeben und gut verrühren.

4. Alles bei mittlerer Hitze so lange kochen, bis etwa 40% des ursprünglichen Volumens erreicht sind und die Sauce schön dicklich ist.

5. Danach die fertige Chili-Mischung in ein steriles Glas füllen.

6. Im Kühlschrank aufbewahren.

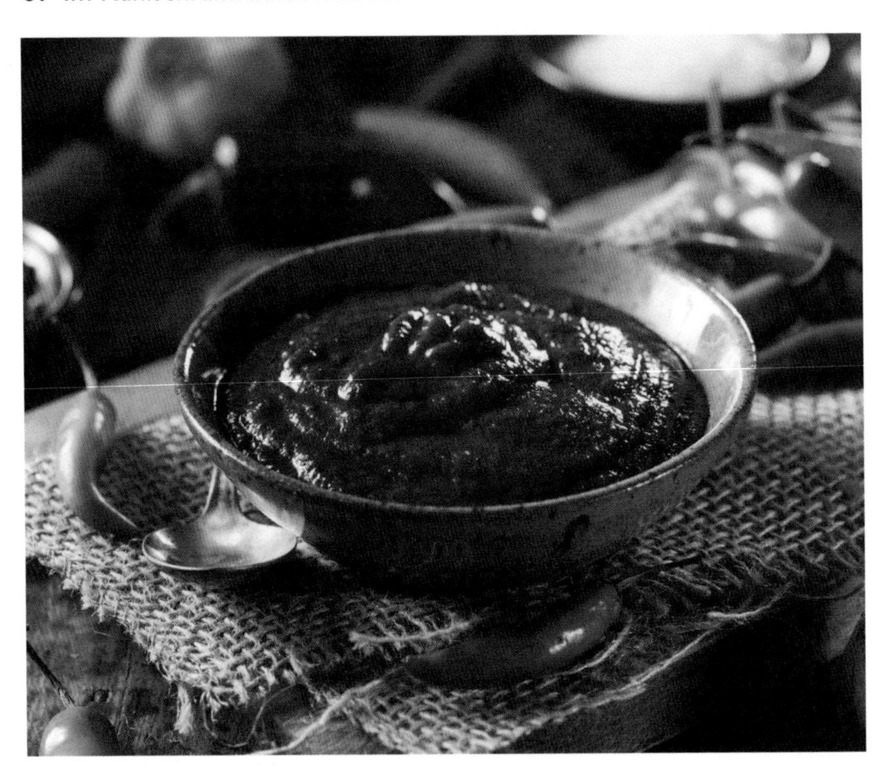

BROTE

Walnuss-Mandelbrot mit Leinsamen

Aus Mandeln und Walnüssen lässt sich hervorragendes getreidefreies Brot herstellen. Geschmack und gesundheitliche Aspekte bestechen bei diesem Rezept gleichermaßen.

Zeit: 90 Minuten

Schwierigkeitsgrad:

Zutaten für 1 Brot

170 g geriebene Mandeln
30 g geriebene Walnüsse
30 g hochwertiges Eiweißpulver
2 EL Pfeilwurzmehl
40 g Flohsamenschalen
30 g Leinsamen
Sonnenblumenkerne zum Bestreuen
1 TL Natron
1 EL Kokosblütenzucker
1 Prise Salz
500 ml heißes Wasser

1. Backofen auf 170 °C Umluft vorheizen.

2. Alle Trockenzutaten in einer Schüssel mit einer Gabel verrühren, heißes Wasser hinzufügen und zu einem Teig verarbeiten.

3. Eine Brotbackform mit Backpapier auslegen, den Teig hineinlegen, mit Sonnenblumenkernen bestreuen und leicht andrücken, damit sie haftenbleiben.

4. Im Backofen 80 Minuten backen und auf einem Kuchengitter auskühlen lassen.

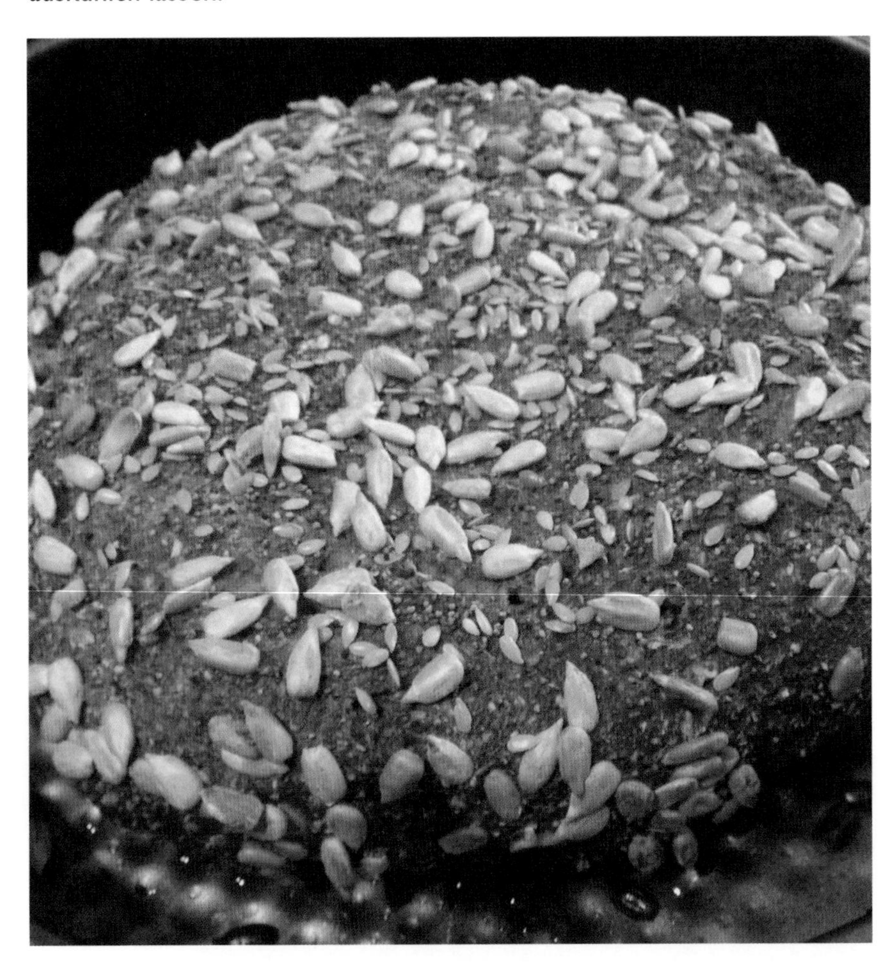

Mandelbrot mit Traubenkernmehl

Auf die Idee, ein Brot aus Mandeln und Traubenkernmehl zu backen, kommt man wohl nicht so rasch. Dabei ist diese Kreation nicht nur für Diabetiker mehr als empfehlenswert, gehört doch das OPC der Traubenkerne zu den effektivsten Antioxidantien überhaupt!

Zeit: 50 Minuten

Schwierigkeitsgrad:

Zutaten für 1 kl. Brot

100 g geriebene Mandeln
50 g Kokosmehl
10 g Traubenkernmehl
1 EL Chiasamen
20 g Flohsamenschalen
20 g hochwertiges Eiweißpulver, zuckerfrei
1 EL Kokosöl
1 TL Natron
2 TL Kokosblütenzucker
400 ml heißes Wasser

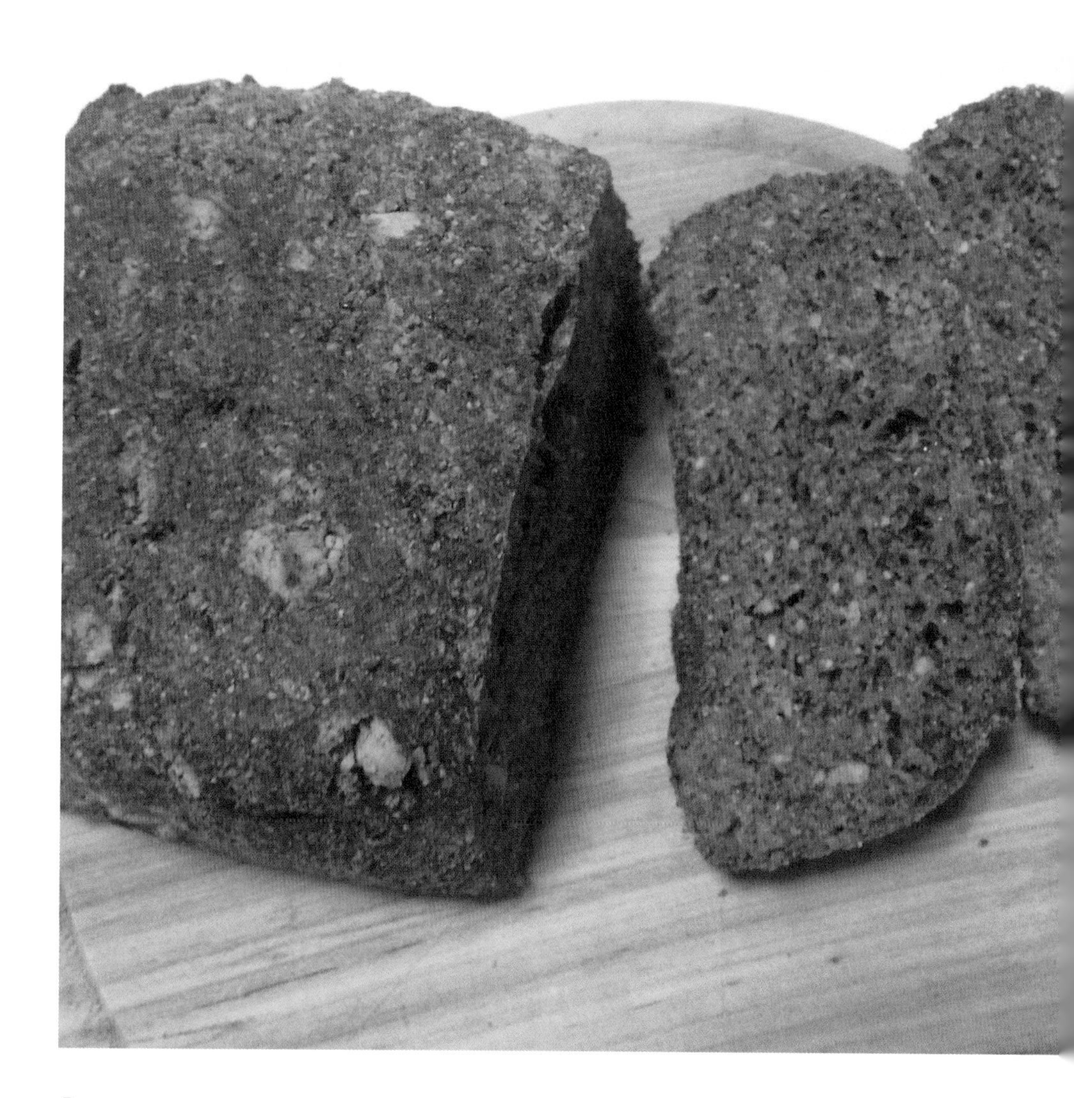

1. Backofen auf 170 °C Umluft vorheizen. Alle Trockenzutaten in einer Schüssel mit einer Gabel verrühren, Kokosöl und heißes Wasser hinzufügen und zu einem Teig verarbeiten.

2. Eine Brotbackform mit Backpapier auslegen und den Teig hineinlegen.

3. Im Backofen 45 Minuten backen und auf einem Kuchengitter auskühlen lassen.

Eiweißbrot mit Kokosmilch

Wem „low carb" noch zu wenig ist, der greift besser gleich zum Eiweißbrot. Vor allem unter den Anhängern der „Steinzeiternährung" sehr beliebt, da diese gerne ganz auf Kohlenhydrate verzichten.

Zeit: 1 Stunde

Schwierigkeitsgrad:

Zutaten für 1 Brot

4 Eier
85 g Kokosmehl
2 TL Guarkernmehl
125 ml Kokosmilch
125 ml Wasser
1 El Apfelessig
1/2 TL Salz
1 Messerspitze Lebkuchengewürz
1 TL Natron
1 EL Kokosöl

1. Backofen auf 170 °C Umluft vorheizen.

2. Eier, Essig, Kokosöl, Wasser und Kokosmilch schaumig rühren.

3. Kokosmehl, Guarkernmehl, Natron und Lebkuchengewürz vermischen, zu der Eiermischung geben und alles gut miteinander verrühren.

4. Eine Form mit Backpapier auslegen, den Teig darin verteilen und 50 Minuten backen. Auf einem Kuchengitter auskühlen lassen.

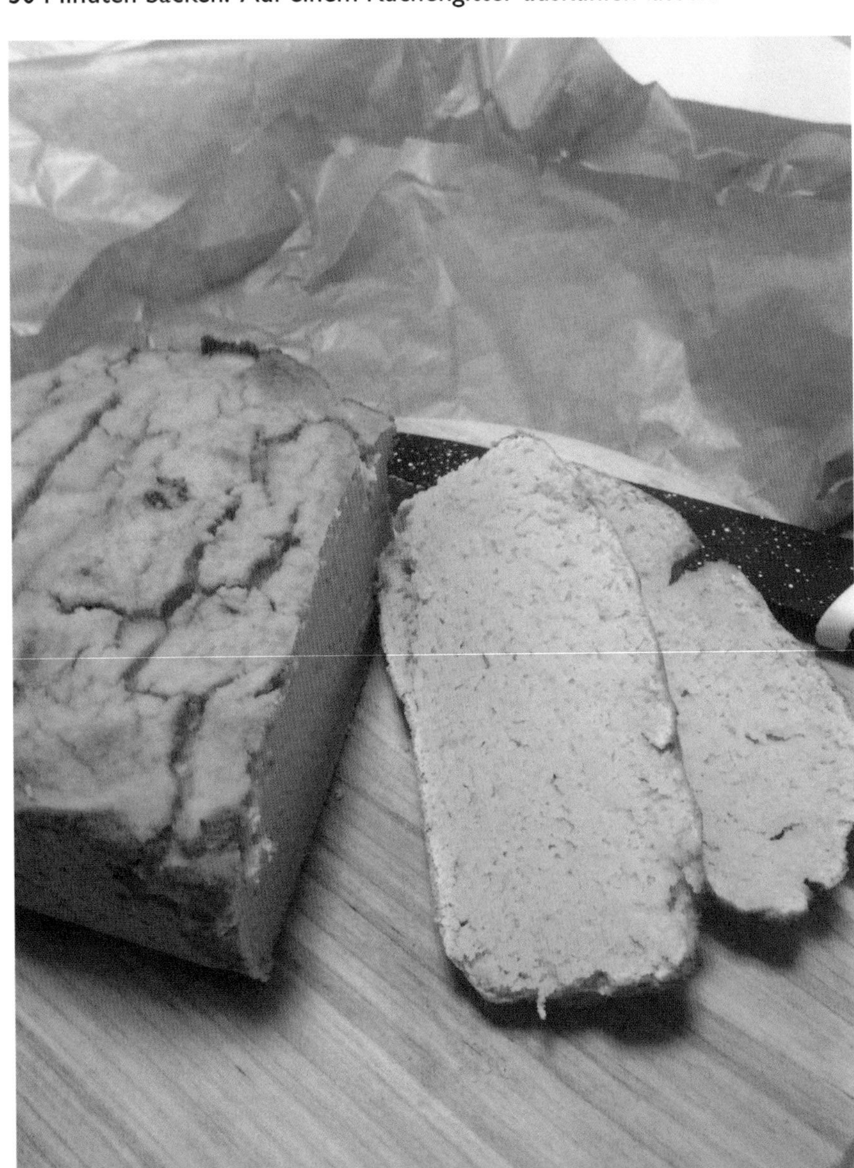

Zucchinibrot mit Kokosmehl

Eine besonders saftige Brotvariante mit nicht ganz alltäglichen Zutaten. Ein Brot, aber geschmacklich beinahe ein Kuchen!

Zeit: 1 Stunde

Schwierigkeitsgrad:

Zutaten für 1 Brot

2 Zucchini
5 Eier
80 g Kokosmehl
50 g Haferkleie Flocken
1 gestr. TL Natron
1 gestr. TL Kurkuma
1 Prise Salz
1/2 TL Zimt
2 TL Guarkernmehl
2 TL Zuckerersatz nach Wahl

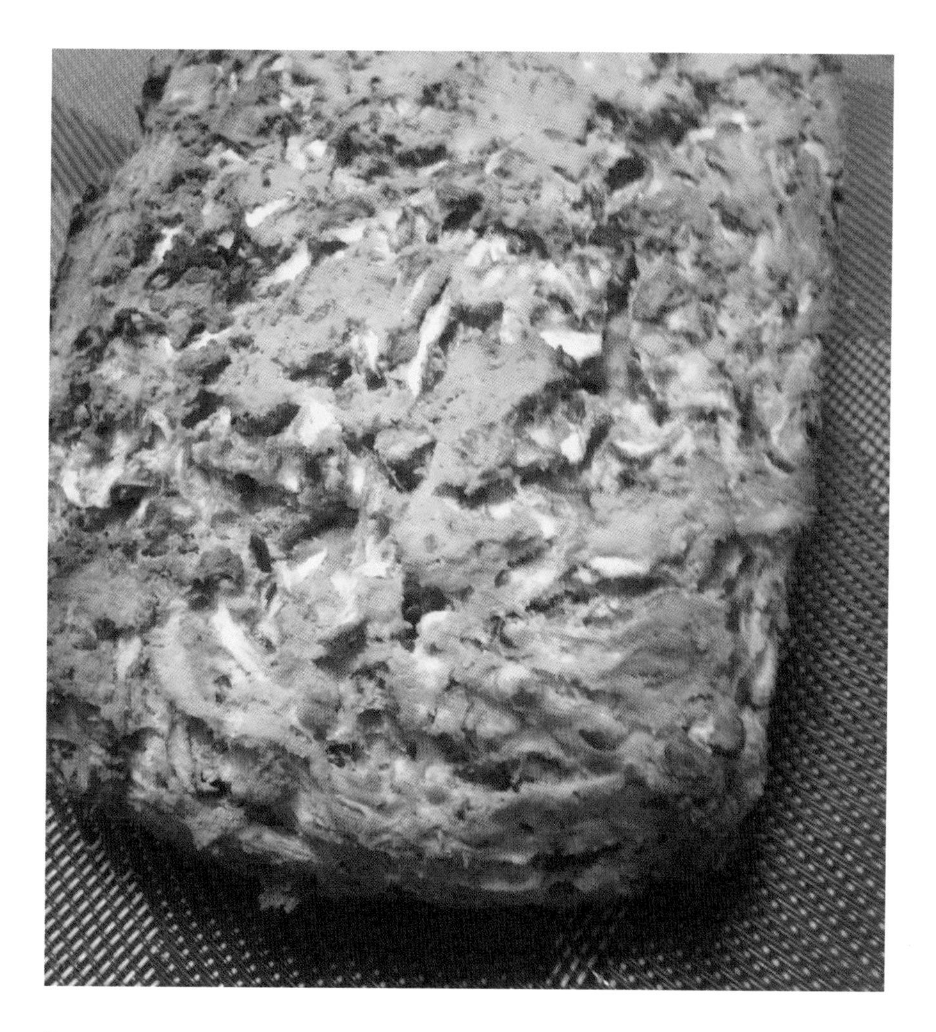

1. Die gewaschenen Zucchini abtrocknen, reiben, mit einer Prise Salz bestreuen und 10 Minuten zugedeckt ruhen lassen. Backofen auf 170 °C Umluft vorheizen.

2. Eier schaumig schlagen. Zucchini mit der Hand kräftig auspressen und zu den Eiern geben. Die restlichen Zutaten hinzufügen und zu einem Teig verkneten.

3. Kastenform mit Backpapier auslegen und den Teig darin verteilen. 45-50 Minuten backen. Auf einem Kuchengitter auskühlen lassen.

Nussbrot mit Flohsamenschalen

Es ist die quellende und klebende Eigenschaft der Flohsamenschalen, die dieses Brot so gut zusammenhält. Flohsamen sind ballaststoffreich und helfen, den Glukosespiegel zu senken, indem sie die Aufnahme von Blutzucker ins Blut verzögern.

Zeit: 3 Stunden

Schwierigkeitsgrad:

ZUTATEN FÜR 1 BROT

150 g Sonnenblumenkerne
50 g Leinsamen
150 g Haferflocken
120 g gemahlene Mandeln
2 gestr. TL Salz
8 EL Flohsamenschalen
3 EL Kokosöl
320 ml Wasser

1. Alle trockenen Zutaten miteinander in einer Kastenform vermischen.

2. Kokosöl und Wasser hinzufügen und durchrühren. Ein paar Stunden zugedeckt ruhen lassen.

3. Im Ofen bei 180 °C Umluft 50 Minuten backen. Auf einem Kuchengitter auskühlen lassen.

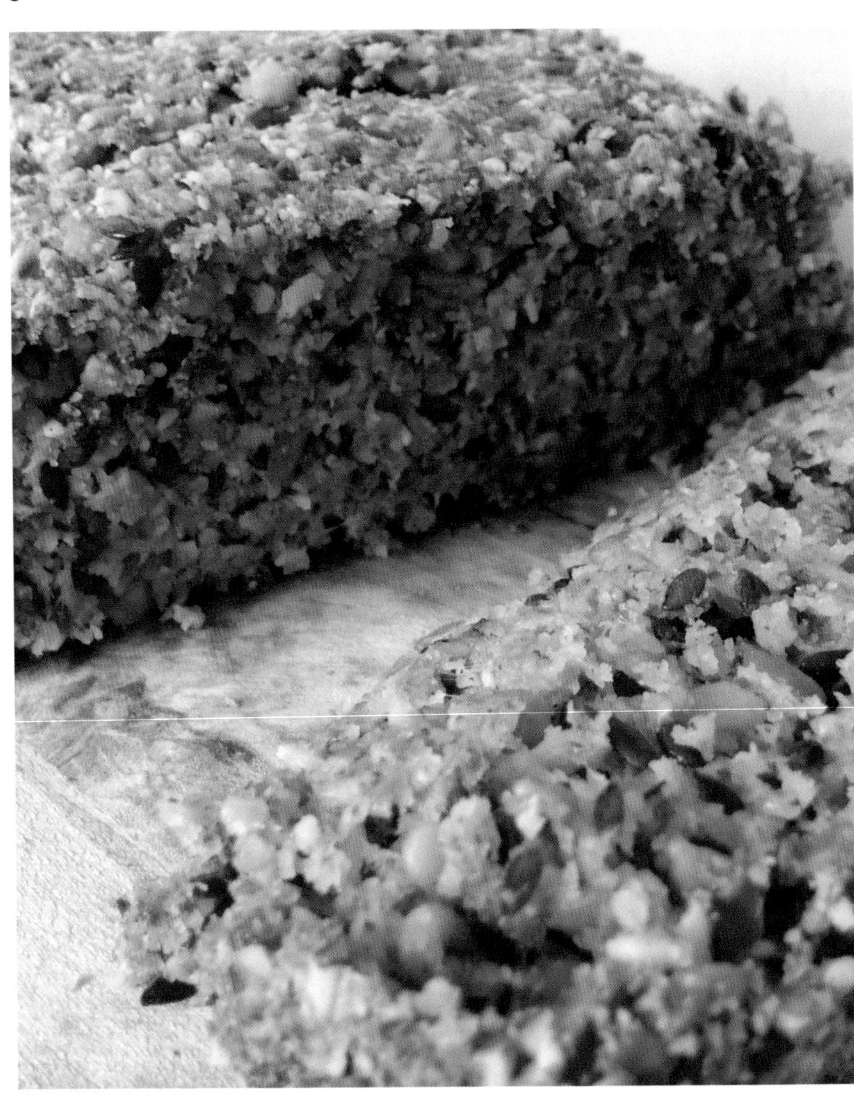

Topfen-Haferbrot mit Mohn

Der glutenarme Hafer wird zu Recht als eine der gesündesten Getreidearten bezeichnet, er ist reich an Proteinen, Vitaminen und Mineralstoffen.

Zeit: 1 Stunde

Schwierigkeitsgrad:

Zutaten für 1 Brot

500 g Topfen (20% Fett)
80 g gemahlene Mandeln
250 g Haferkleie
1 Ei
1 TL Salz
1/2 TL Natron
3 EL Leinsamen
Mohn zum Bestreuen

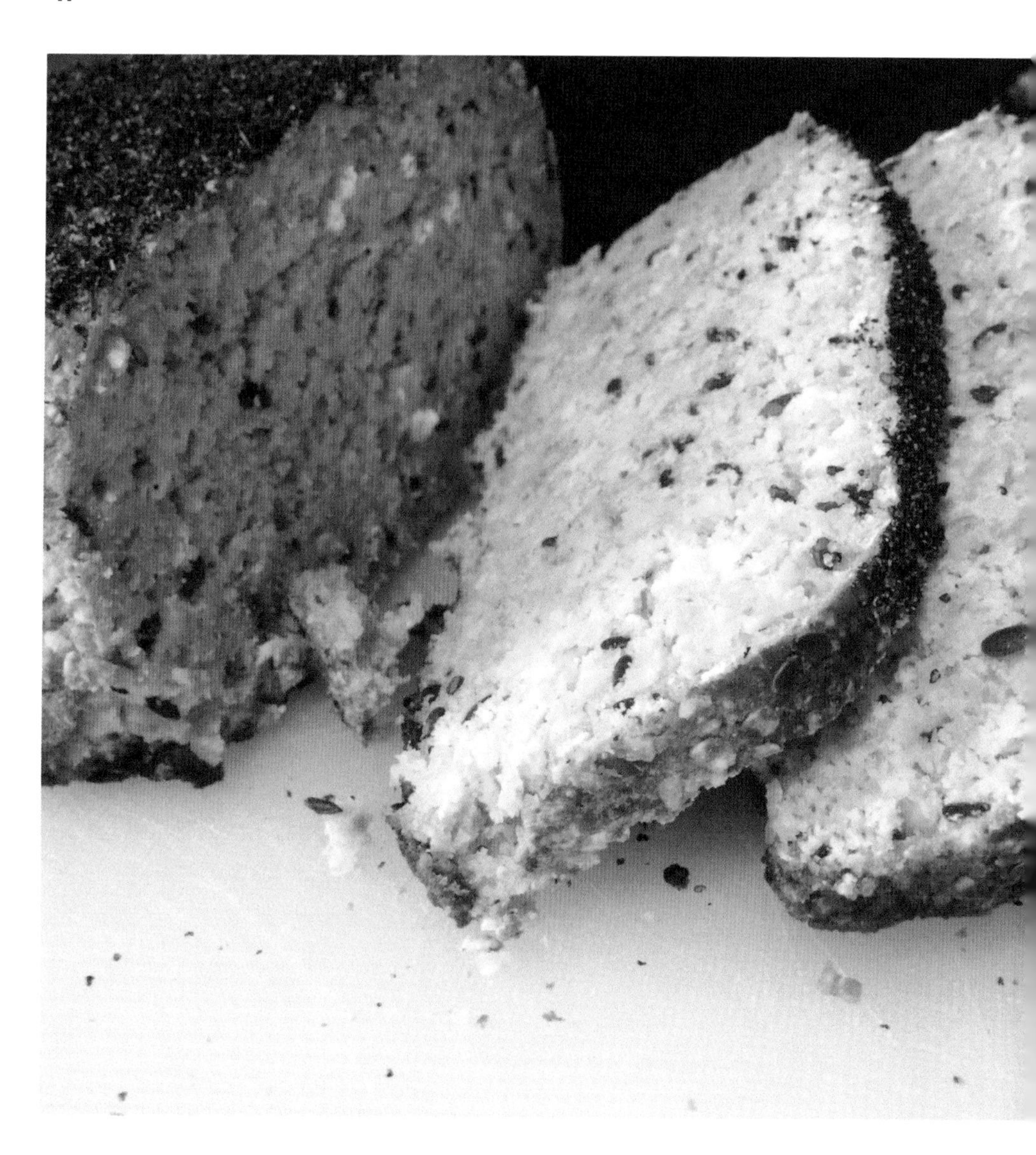

1. Alle Zutaten gut verkneten. Mit befeuchteten Händen einen Brotlaib formen. Backblech mit Öl bestreichen und das Brot darauflegen.

2. Mit Mohn bestreuen und leicht andrücken, damit der Mohn gut haften bleibt.

3. Bei 150 °C Umluft 45 Minuten backen. Auf einem Kuchengitter auskühlen lassen.

Süßkartoffelbrot mit Leinsamen

Ein Brot aus Süßkartoffeln, wer kommt denn auf so eine Idee? Dieses Brotrezept ist für all jene gedacht, die ihrer Gesundheit etwas Gutes tun möchten und dabei ein äußerst bekömmliches Brot genießen wollen. Und bitte nicht vergessen: Süßkartoffeln können den Blutzucker senken!

Zeit: 80 Minuten

Schwierigkeitsgrad:

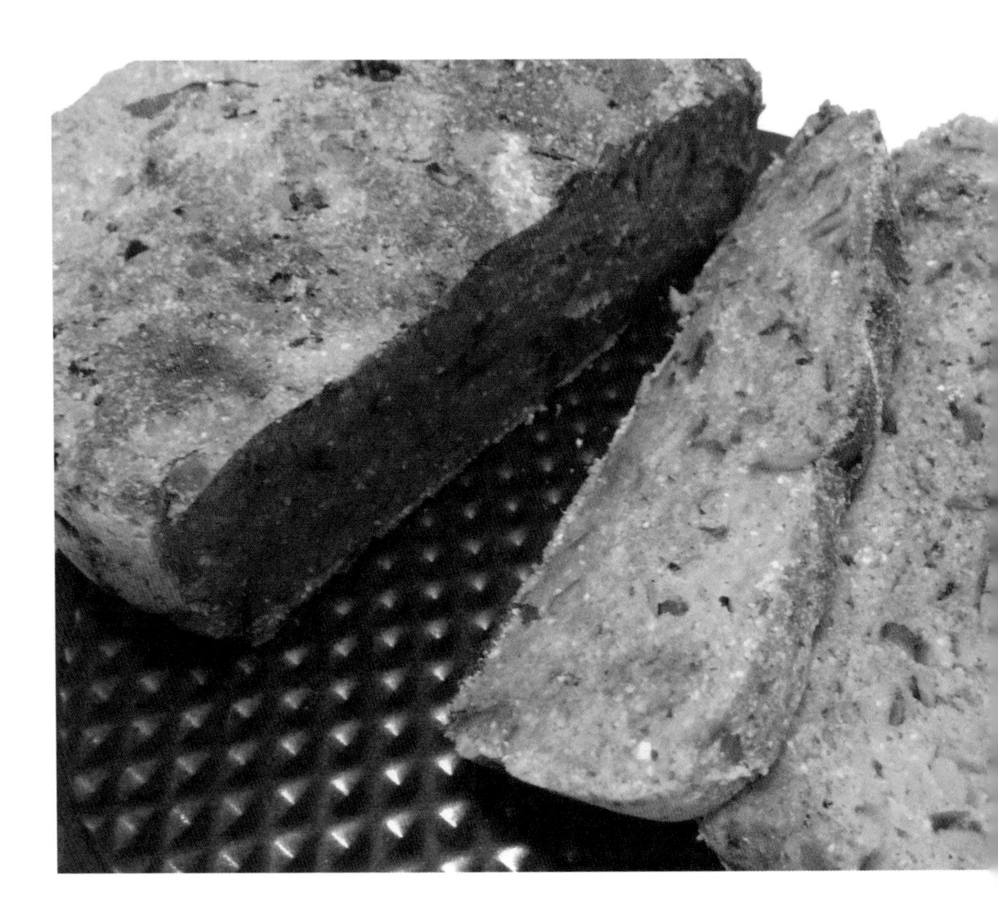

Zutaten für 1 Brot

500 g Süßkartoffeln
110 g Kokosmehl
30 g Bananenmehl
10 g Traubenkernmehl
2 Eier
1 gestr. TL Natron
1 EL Zitronensaft
1 Messerspitze Vanillemark
2 EL Flohsamenschalen
2 TL Guarkernmehl
2 EL Leinsamen

1. Süßkartoffeln gründlich waschen, mit der Schale in kleine Würfel schneiden und weich kochen.

2. Danach das Wasser abseihen, Süßkartoffeln zerstampfen und leicht auskühlen lassen.

3. Schaumig geschlagene Eier, Zitronensaft und alle trockenen Zutaten zu den Süßkartoffeln hinzufügen und zu einem Teig verarbeiten.

4. Backofen auf 180 °C Umluft vorheizen. Brotbackform oder Kuchenform einfetten und den Teig darin verteilen. 45 Minuten lang backen.

5. Auf einem Kuchengitter auskühlen lassen.

Linsenbrot mit Chiasamen

Ein Brot, fast nur aus Linsen gebacken. Zählt als vollwertige Mahlzeit, ist glutenfrei, schmackhaft und gesund.

Zeit: 1 Stunde

Schwierigkeitsgrad:

ZUTATEN FÜR 1 BROT

100 g gemahlene rote Linsen
2 Eier
70 g Kokosmehl
2 EL Flohsamenschalen
2 EL Traubenkernmehl
2 EL Zitronensaft
1 Prise Salz
2 TL Kokosblütenzucker
oder Birkenzucker
1 EL Chiasamen
1 gestr. TL Natron
350 ml Wasser
50 ml Buttermilch

1. Rote Linsen in einer Kaffee- oder Gewürzmühle mahlen.

2. Gemahlene Linsen mit allen trockenen Zutaten in einer Schüssel gut vermischen.

3. Eier verquirlen und zugeben. Wasser mit Buttermilch verrühren, Zitronensaft zugeben und zu den Linsen hinzufügen. Alles gut durchkneten.

4. Eine Kastenform oder kleine Tortenform einfetten. Den Teig hineingeben und andrücken.

5. Im Backofen bei 170 °C 50 Minuten backen. Auf einem Kuchengitter auskühlen lassen.

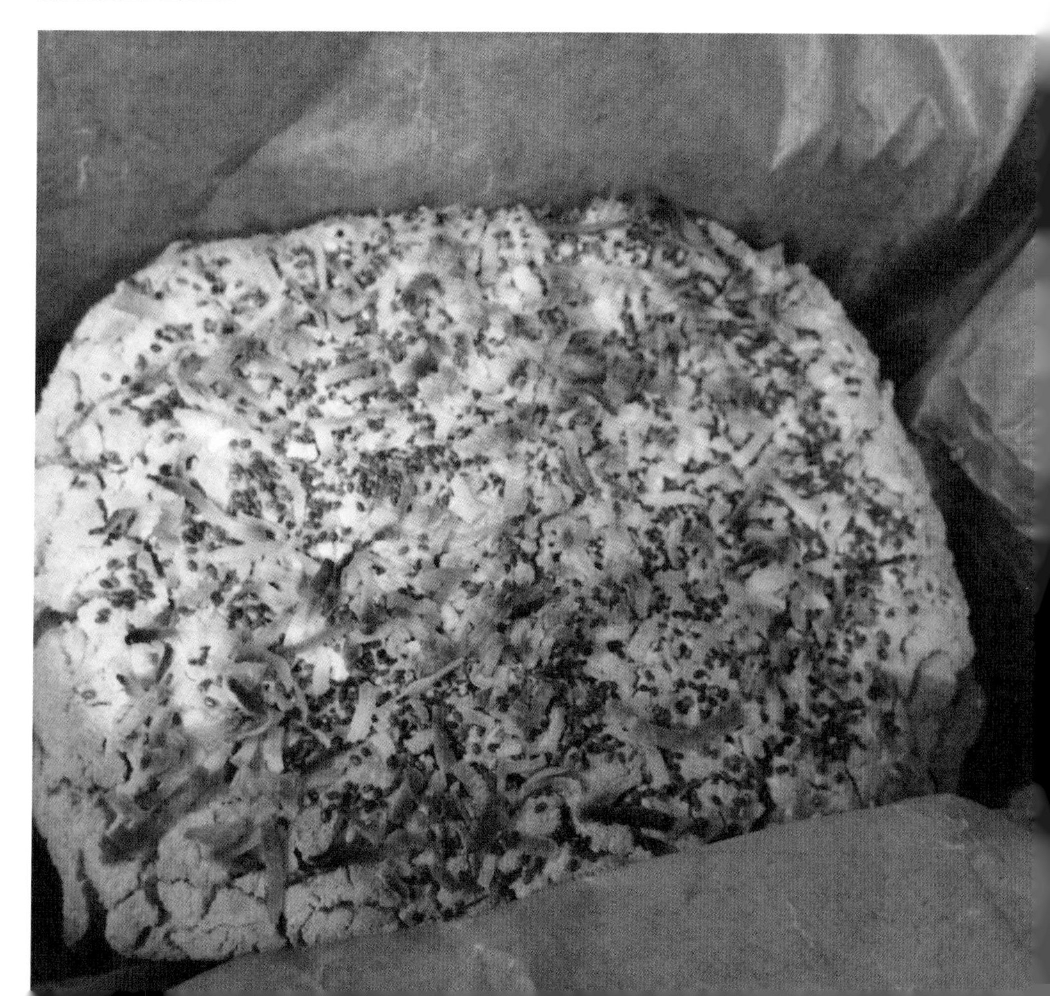

Kokos-Topfenbrötchen mit Chiasamen

Kokosmehl ist wohl eine der gesündesten und feinsten Möglichkeiten, Brot zu backen. Die Kombination mit Topfen gibt den Brötchen eine unvergleichliche Geschmacksnote und gute Konsistenz.

Zeit: 1 Stunde

Schwierigkeitsgrad:

Zutaten für 3 Stück

60 g Kokosmehl
50 g gemahlene Mandeln
2 EL Chiasamen
1 TL Guarkernmehl
1 TL Natron
250 g Topfen (20% Fett)
1 EL Kokosöl
50 g hochwertiges Eiweißpulver
3 Eier
1/2 EL Kokosblütenzucker
1 Prise Salz

1. Backofen auf 170 °C Umluft vorheizen.

2. Alle Zutaten mit einem Mixer oder einer Gabel gut verrühren. Die Brötchen nach Belieben formen.

3. Ein Backblech mit Backpapier auslegen und die Brötchen darauf verteilen.

4. Im Backofen 45 Minuten backen und auf einem Kuchengitter auskühlen lassen.

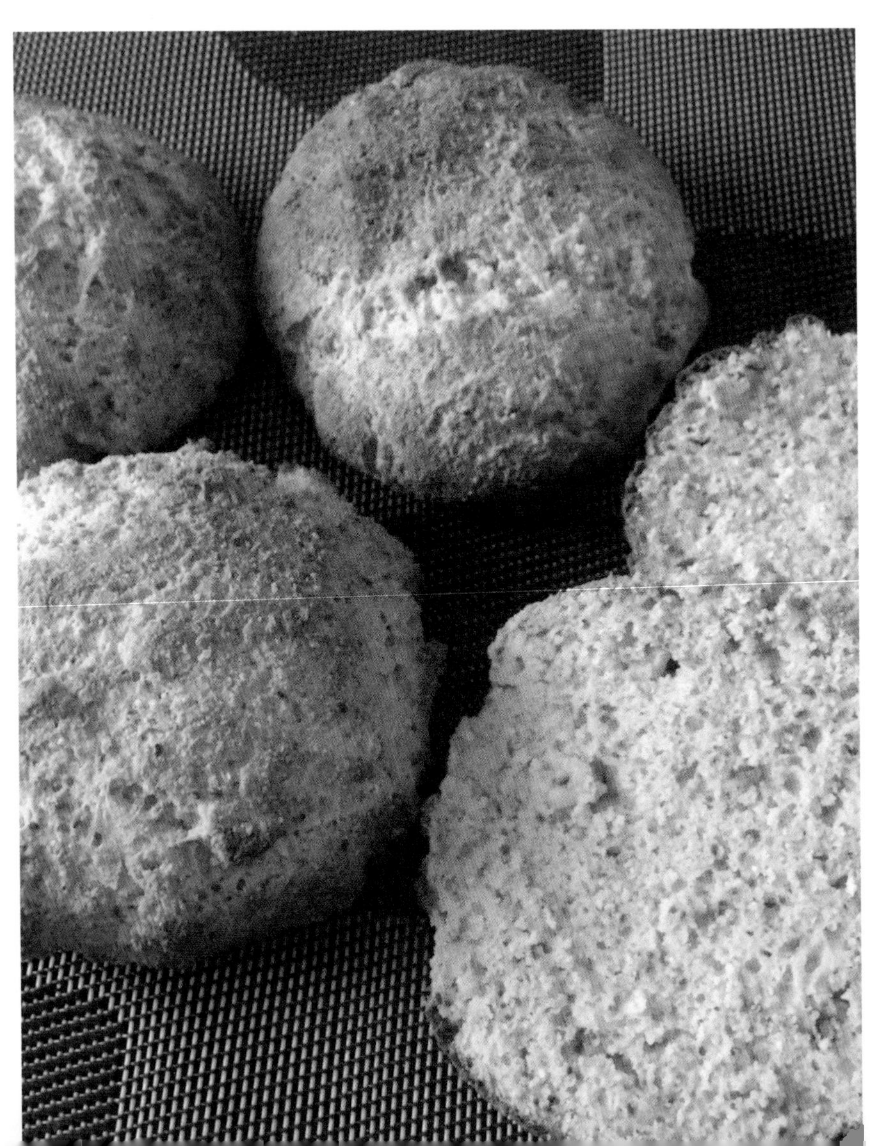

Brioche-Schweinchen aus Kamutmehl

Rinnt Ihnen beim bloßen Anblick dieser Gustostücke nicht auch gleich das Wasser im Mund zusammen? Kamut wird von seinen Fans nicht umsonst auch als „Seele der Erde" bezeichnet, ist es doch züchterisch nicht manipuliertes Getreide mit einem natürlich hohen Gehalt an Proteinen.

Zeit: 3 Stunden

Schwierigkeitsgrad:

ZUTATEN FÜR 3 BRIOCHE

500 g Kamutmehl
300 ml Milch
1 Pkg. Trockenhefe
2 Eier
150 g Butter
oder 80 g Kokosöl
160 g Kokosblütenzucker
1 Eigelb zum Bestreichen

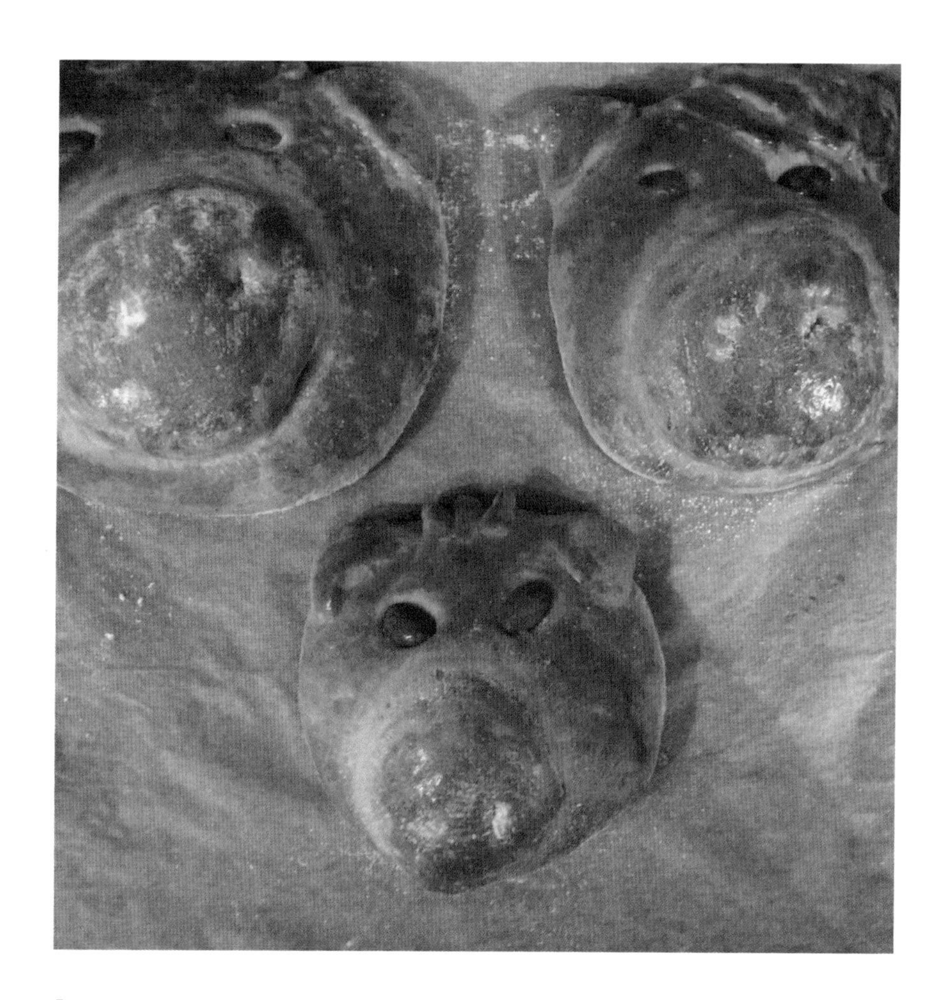

1. Mehl in eine Schüssel sieben. Milch, Hefe, Eier, Kokosblütenzucker und in Flocken geschnittene Butter zugeben und zu einem geschmeidigen Teig verkneten.

2. Zudecken und 2-3 Stunden an einem warmen Ort gehen lassen.

3. Backofen auf 160 °C Umluft vorheizen. Den Teig auf einer bemehlten Oberfläche ausrollen.

4. Daraus Schweinchen formen, mit Eigelb bepinseln und 40-45 Minuten backen.

Dinkel-Laugengebäck mit Sesam und Mohn

Wir haben diese schmackhafte Variation eines Laugengebäcks bisher noch nicht im Handel finden können. Schade eigentlich, schmeckt es doch nicht nur vorzüglich, sondern ist dank des hochwertigen Dinkels auch viel gesünder als seine Pendants aus Weizenmehl.

Zeit: 3 Stunden

Schwierigkeitsgrad:

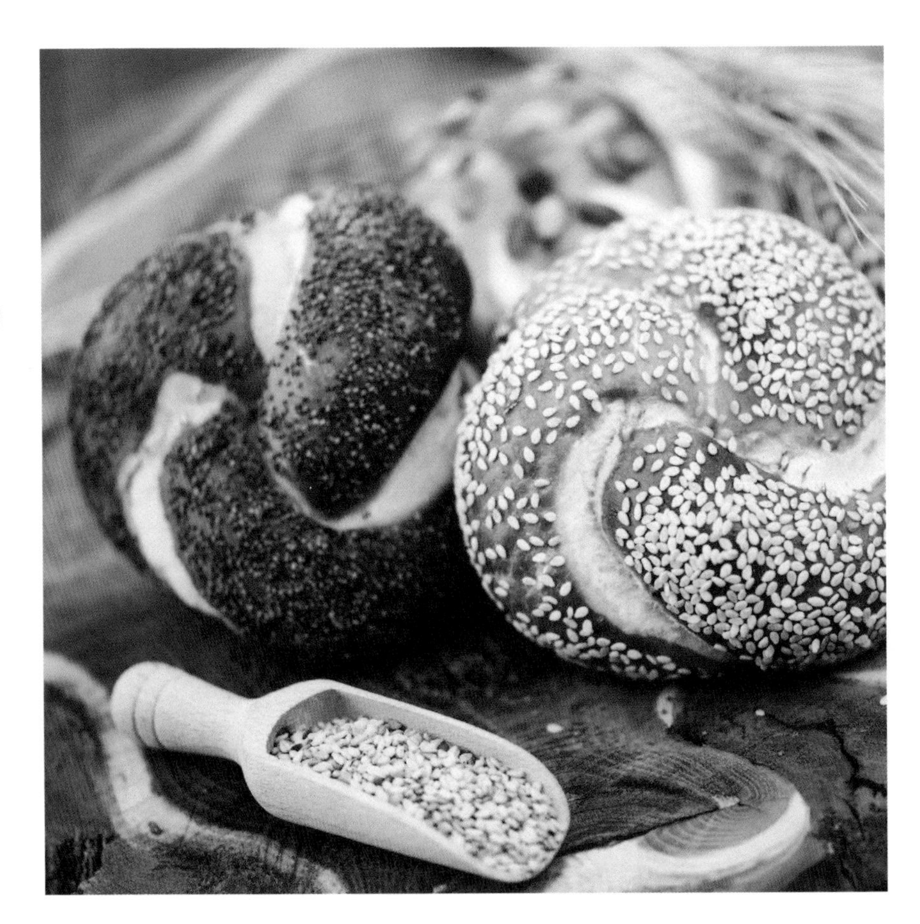

Zutaten für 4 Personen

500 g Dinkelmehl
30 g Kokosmehl
Salz nach Geschmack
1 Pkg. Trockenhefe
30 g zerlassene Butter
50 g Natron
Sesam zum Bestreuen
Mohn zum Bestreuen

1. Dinkelmehl, Kokosmehl, Salz, Butter und Hefe zu einem glatten Teig verarbeiten. Zugedeckt an einem warmen Ort gehen lassen.

2. Aus dem Teig Gebäck formen und weitere 30 Minuten zugedeckt ruhen lassen.

3. Backofen auf 200 °C vorheizen. 1 Liter Wasser im Topf zum Kochen bringen, Natron hinzufügen und das Gebäck darin 1 Minute ziehen lassen.

4. Mit Schaumschöpfer herausnehmen und auf ein mit Backpapier belegtes Backblech auflegen. Das Gebäck mit einem Messer einschneiden und mit Sesam und Mohn bestreuen. 15-20 Minuten backen.

SÜSSES

Crème brûlée mit Kokosblütenzucker

Wer kennt ihn nicht, den französischen Klassiker mit der unwiderstehlichen Karamellkruste? Unsere Kreation mit Kokosblütenzucker und Kokosmilch braucht den Vergleich mit dem Original nicht zu scheuen, ist jedoch bedeutend bekömmlicher als die herkömmliche Variante.

Zeit: 2 Stunden

Schwierigkeitsgrad:

ZUTATEN FÜR 4 PERSONEN

4 Dotter
100 g Birkenzucker
1-2 TL gemahlene Vanilleschote
200 g Kokosmilch
200 g Schlagobers
(zum Karamellisieren Kokosblütenzucker verwenden)

1. Vanille und etwas Zuckerersatz in einer Schüssel gut vermischen.

2. Dotter und den restlichen Zuckerersatz dazugeben und zu einer hellgelben Masse schlagen. Schlagobers und Kokosmilch hinzufügen und kurz weiterrühren. Die Creme sollte zumindest 1 Stunde lang ruhen.

3. Backofen auf 150 °C vorheizen. Creme in flache, feuerfeste Förmchen füllen (2 cm Höhe).

4. Die Förmchen in die Saftpfanne des Backofens stellen, siedendes Wasser eingießen, bis die Förmchen mindestens zur Hälfte im Wasser stehen.

5. Die Creme zirka 40 Minuten stocken lassen.

6. Aus dem Backrohr nehmen und vorzugsweise im Kühlschrank auskühlen lassen.

7. Zum Schluss mit Kokosblütenzucker bestreuen und entweder mit einem Gasbrenner oder im Backofen unter Grillfunktion karamellisieren.

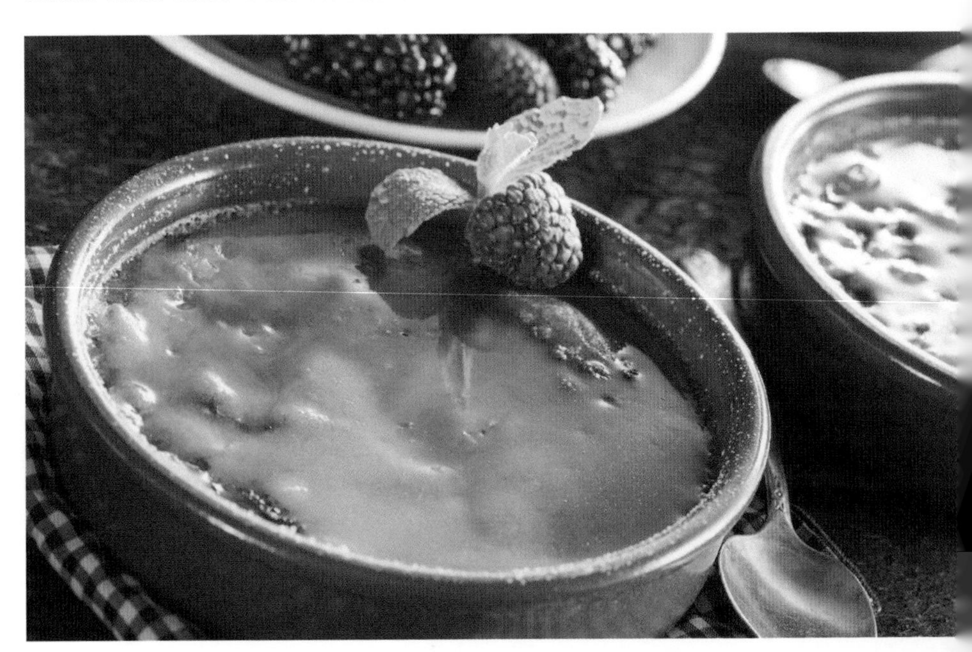

Chia-Pudding mit Heidelbeeren

Ein Pudding mit Chia-Samen, Zimt und Heidelbeeren. Naschen ausdrücklich erlaubt!

Zeit: 5 Min. + 12 Stunden

Schwierigkeitsgrad:

ZUTATEN FÜR 4 PERSONEN

500 ml Kokosmilch
100 g Chiasamen
1 Messerspitze Vanillemark oder gemahlene Vanilleschote
1 Messerspitze Zimt
150 g Heidelbeeren
90 g Yacon-Wurzel-Pulver

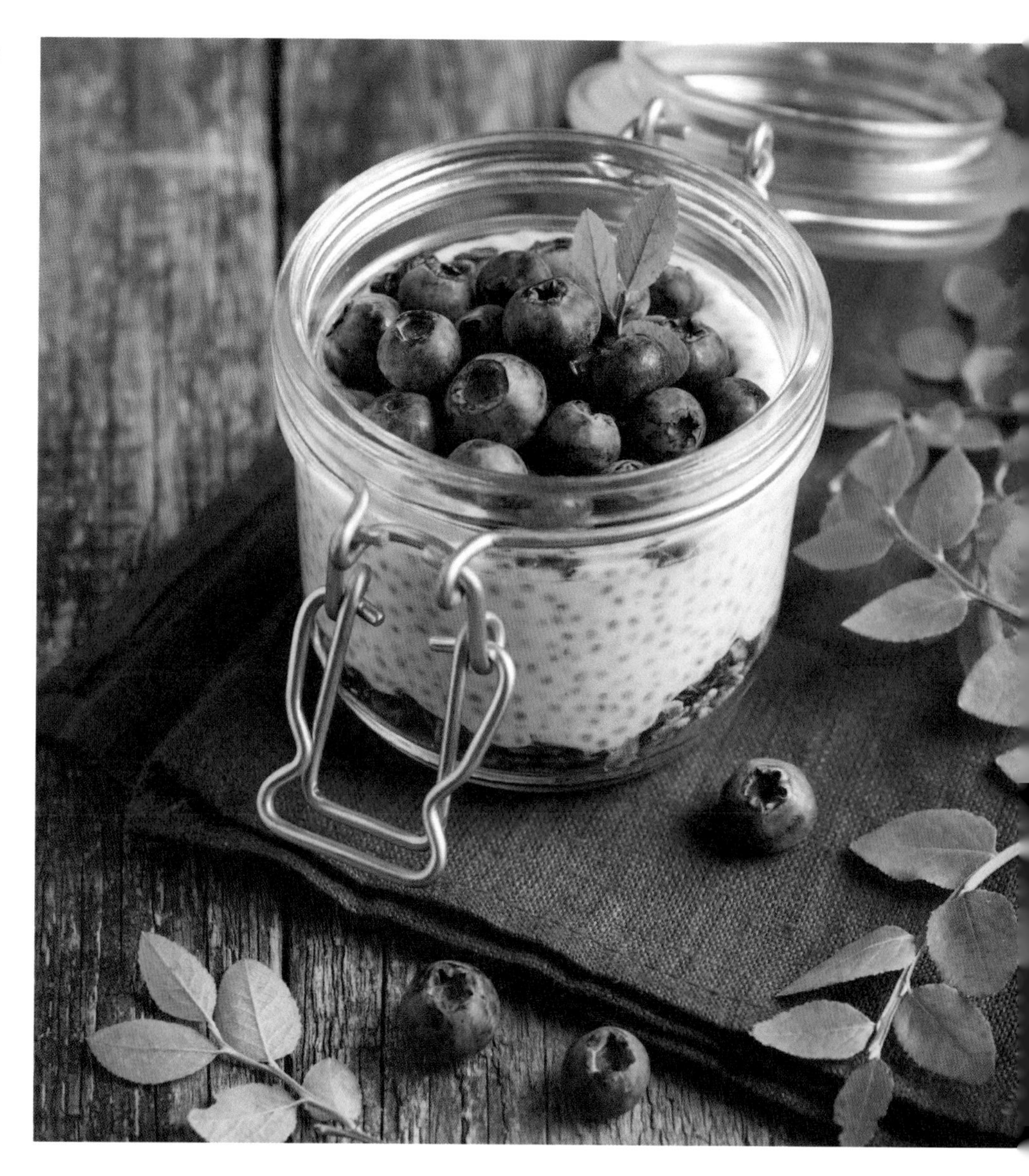

1. Kokosmilch, Chiasamen, Vanillemark, Zimt und Yacon-Wurzel-Pulver in einem Hochleistungsmixer verrühren.

2. Die Puddingmasse in Gläser füllen und über Nacht in den Kühlschrank stellen. Zum Servieren mit Heidelbeeren belegen.

Pfannkuchen aus Buchweizenmehl

Die Amerikaner nennen ihn Pancake, unsere Variante des Pfannkuchens kennt man jedoch auch jenseits des Ozeans noch kaum. Oder hätten Sie geahnt, dass sich mit Buchweizenmehl, Zimt und einem Sirup aus Kokosblütenzucker so ein herrliches Dessert zaubern lässt?

Zeit: 45 Minuten

Schwierigkeitsgrad:

Zutaten für 4 Personen

Pfannkuchen:

300 g Buchweizenmehl
1 TL Natron oder Weinsteinbackpulver
1 Prise Salz
250 ml Buttermilch
200 ml Milch
1/2 TL Zimt
1 EL Erythrit, Birkenzucker oder Kokosblütenzucker
2 Eier
2 EL Kokosöl
2 Tassen Heidelbeeren
Kokosblütenzucker-Sirup zum Beträufeln
Sauerrahm zum Servieren
Butter für die Pfanne
1 Tasse Brombeeren oder Heidelbeeren zum Garnieren

Kokosblütenzucker Sirup:

300 g Kokosblütenzucker
150 g Wasser

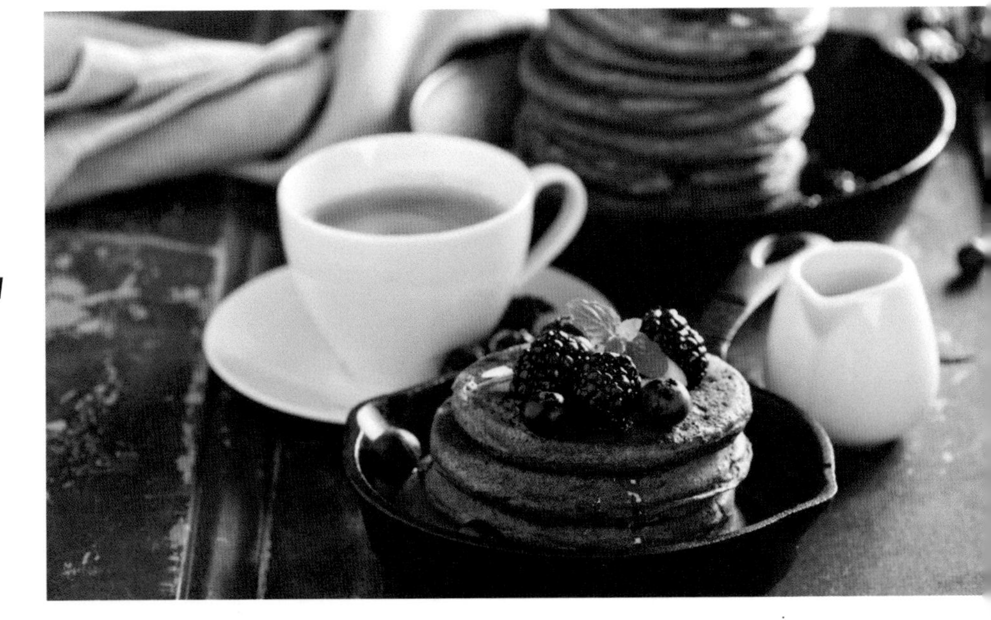

1. Eier schaumig schlagen, Buttermilch, Milch und Kokosöl hinzufügen und verrühren.

2. Mehl, Salz, Zimt, Zuckerersatz und Natron in einer Schüssel vermischen, zu der Eiermischung geben und mit dem Mixer gut vermengen. Heidelbeeren leicht pürieren und unterheben.

3. Etwas Butter in einer Pfanne erhitzen und mit dem Schöpflöffel den Pfannkuchenteig eingießen, beidseitig goldbraun backen.

4. Für den Sirup den Kokosblütenzucker mit Wasser in einen beschichteten Topf geben. Aufkochen lassen, bis der Zucker sich aufgelöst hat und dann noch 6-8 Minuten leicht köcheln lassen, bis sich die Flüssigkeit um etwa 1/3 reduziert hat.

5. Zum Servieren die Pfannkuchen mit Kokosblütensirup beträufeln und mit Heidelbeeren oder Brombeeren belegen.

Tipp: *Statt Buchweizenmehl kann man auch Hafermark verwenden.*

Kaiserschmarren mit Heidelbeeren

In Österreich gilt das beliebte Rezept des Kaiserschmarrens als „kulinarisches Kulturgut". Es ist eine Herausforderung, daraus eine bekömmliche Variante zu gestalten. Doch mit Birkenzucker als Zuckerersatz und Dinkel- statt Weizenmehl schmeckt es eindeutig genauso gut, ist jedoch bedeutend gesünder!

Zeit: 1 Stunde

Schwierigkeitsgrad:

ZUTATEN FÜR 2 PERSONEN

1/2 Liter Milch
40 g Butter
1 Prise Salz
4 Eier
250 g Dinkelmehl
60 g Heidelbeeren
80 g Birkenzucker
1-2 EL pulverisierter Birkenzucker

1. Eidotter, Salz, Birkenzucker, Milch und Mehl zu einem dickflüssigen Teig verrühren. Heidelbeeren hinzufügen und alles vermischen.

2. Eiweiß steif schlagen und unter den Teig heben.

3. VARIANTE 1: Butter in einer Pfanne erhitzen und den Teig eingießen.

4. Auf einer Seite anbacken, wenden und in den auf 180 °C vorgeheizten Backofen schieben. Fertigbacken und mit zwei Gabeln zerzupfen.

5. VARIANTE 2: Butter in einer Pfanne erhitzen und den Teig eingießen. Beide Seiten backen und danach in einzelne Stücke zerzupfen.

6. Zum Servieren mit pulverisiertem Birkenzucker bestreuen.

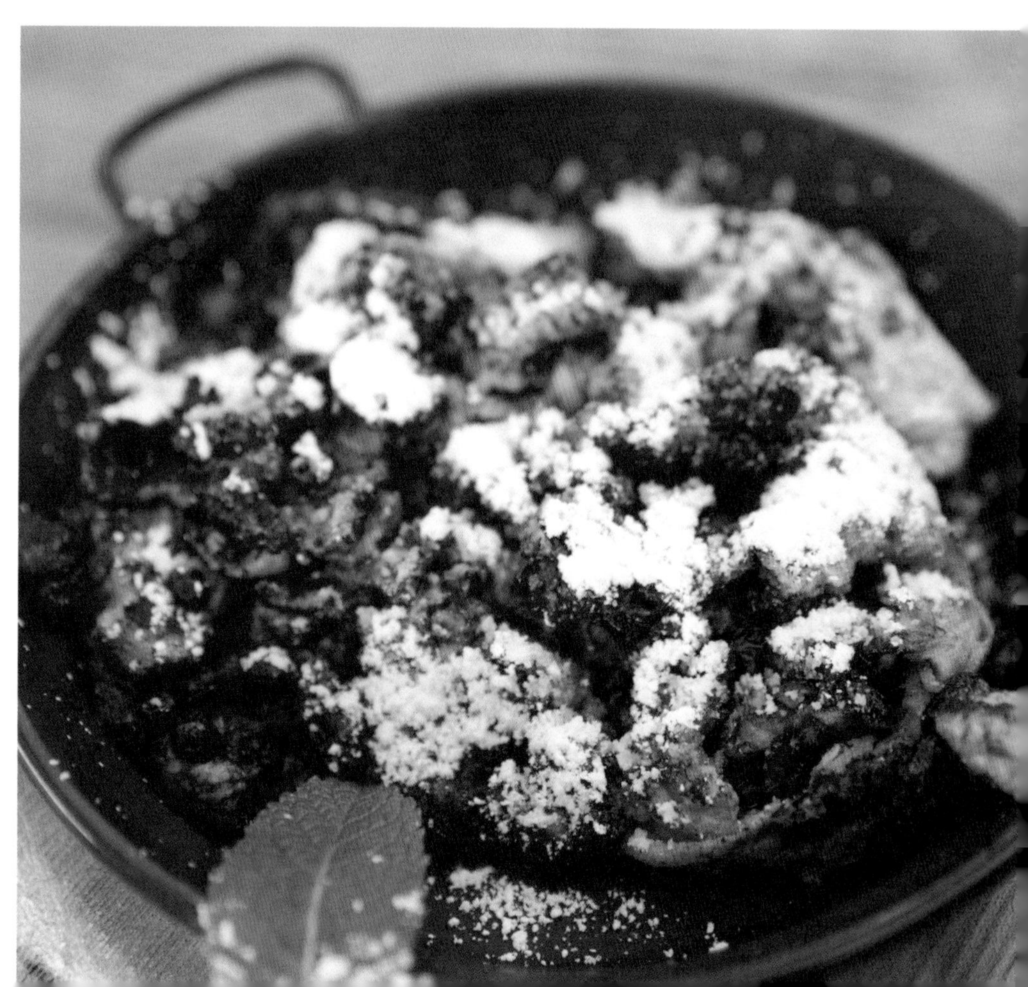

Topfendalken mit Erdbeeren

Dieses Dessert aus Topfen, Kokosöl und Erythrit wird durch Beigabe der Früchte und dem Sauerrahm zum unwiderstehlichen Genuss. Wohl bekomm´s!

Zeit: 30 Minuten

Schwierigkeitsgrad:

Zutaten für 6 Dalken

Dalken:

250 g Topfen (20% Fett)
4 TL Erythrit oder
2 TL Kokosblütenzucker
1 Ei
40 g Dinkelmehl oder
Haferkleie
1 Prise gemahlene Vanilleschote
1 Prise Salz
1/2 TL Natron
Dinkelmehl zum Wälzen
Kokosöl oder Butter
zum Anbraten

Sauce:

100 g Erdbeeren
oder Himbeeren
250 g Sauerrahm

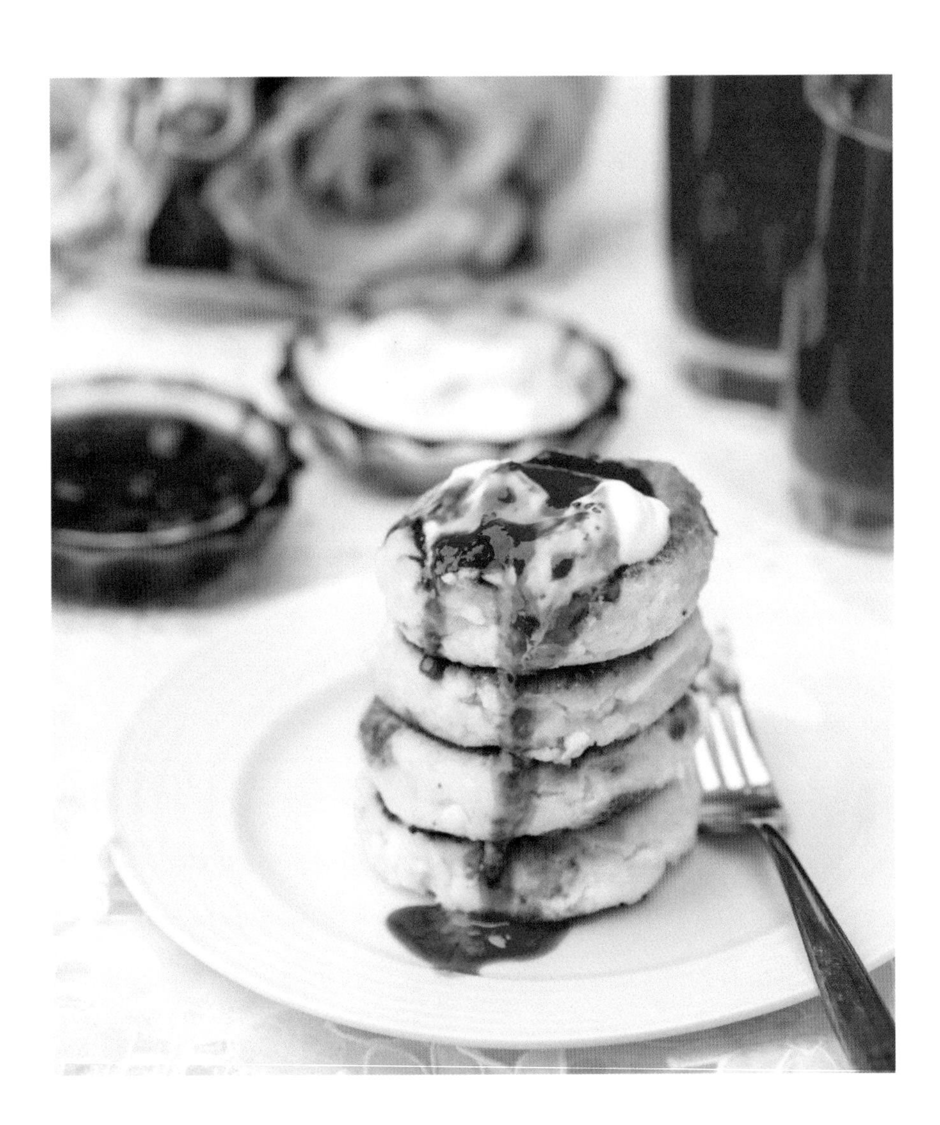

1. Alle Zutaten zu einem geschmeidigen Teig verarbeiten. Den Teig in mehrere Stücke teilen, daraus Laibchen formen und in Mehl wälzen.

2. Öl in einer Pfanne erhitzen und die Dalken bei mittlerer Hitze darin beidseitig goldbraun braten.

3. Zum Servieren Erdbeeren oder Himbeeren pürieren und mit Sauerrahm auf den Dalken verteilen.

Topfenkuchen mit Himbeeren

Ist es nicht herrlich? Der Topfenkuchen ist ein demonstratives Beispiel dafür, wie gut Mehlspeisen schmecken können, die man ohne Reue genussvoll schlemmen darf.

Zeit: 1 Stunde

Schwierigkeitsgrad:

ZUTATEN FÜR 1 KUCHEN

Ø 24

Kuchenboden:

6 Eigelb
4 Eiweiß
160 g Kokosblütenzucker oder Birkenzucker
150 g gemahlene Mandeln

Topfenmasse:

500 g Topfen (20% Fett)
3 Eier
1 EL Zitronensaft
100 ml Schlagobers
100 g Birkenzucker oder Kokosblütenzucker
1 Messerspitze Vanillemark
250 g Himbeeren

1. Eiweiß mit 110 g Zuckerersatz zu Schnee schlagen. Eigelb mit 50 g Zuckerersatz schaumig schlagen.

2. Eiweiß und gemahlene Mandeln zu der Eigelbmasse hinzufügen und miteinander vermengen.

3. Die Masse in eine Tortenform füllen und bei 180 °C zirka 10 Minuten backen.

4. Für die Topfenmasse Eier, Zuckerersatz und Vanille flaumig schlagen. Topfen, Schlagobers und Zitronensaft zugeben und alles vermischen.

5. Die Masse auf dem Kuchenboden verteilen, mit Himbeeren belegen und 25 Minuten fertig backen.

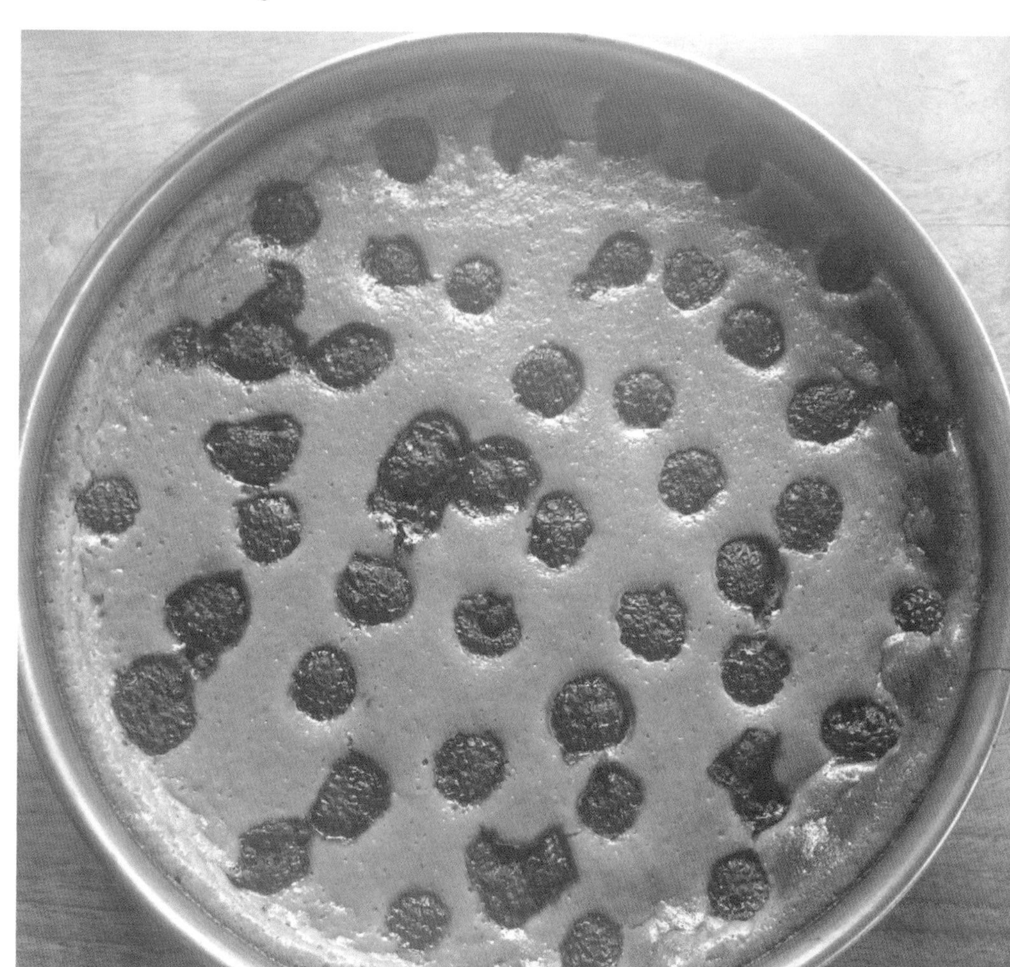

Marillenknödel aus Topfenteig

Der Klassiker schlechthin, jedoch in Neuauflage. Auf unsere Marillenknödel sind wir besonders stolz, sind sie doch der beste Beweis dafür, dass auch die süßesten Naschereien nicht automatisch dick machen müssen.

Zeit: 1 Stunde

Schwierigkeitsgrad:

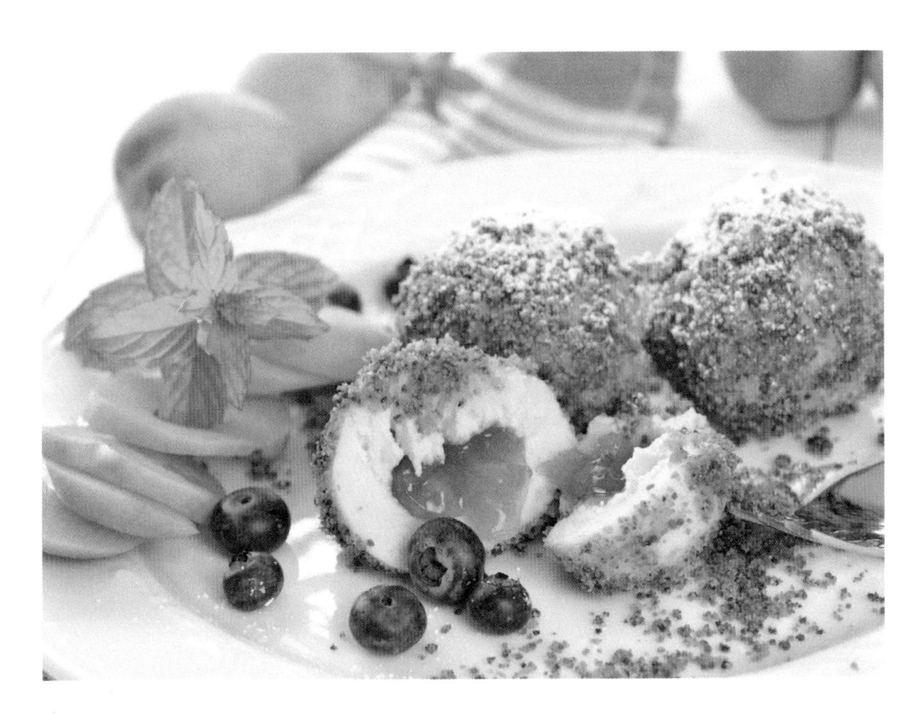

Zutaten für 4 Personen

250 g Topfen (20% Fett)
1 Ei
60 g Butter
120 g Hafermark
1 Prise Salz
500 g Marillen
200 g geröstete, gemahlene Mandeln zum Wälzen
Butter zum Anrösten
Kokosblütenzucker zum Anrösten

1. Topfen, Butter, Ei, Hafermark und Salz gut vermischen und 30 Minuten im Kühlschrank ruhen lassen.

2. In der Zwischenzeit gemahlene Mandeln in einer Pfanne ohne Öl anrösten.

3. Marillen waschen, mit Küchenpapier trocken tupfen.

4. Aus dem Topfenteig eine Rolle formen und je nach Größe der Marillen zirka 8 gleichgroße Stücke schneiden.

5. Die Teigstücke flach drücken, die Marillen damit umhüllen und zu Knödeln formen.

6. Einen großen Topf mit leicht gesalzenem Wasser füllen und zum Kochen bringen, dann die Knödel vorsichtig in das siedende Wasser einlegen und zirka 10 Minuten leicht köcheln lassen, bis sie an der Oberfläche schwimmen.

7. Butter in einer Pfanne erhitzen, geröstete Mandeln und Kokosblütenzucker dazugeben.

8. Mit einem Schaumschöpfer die Knödel aus dem Wasser heben, abtropfen lassen und in der Pfanne wälzen.

Tipp:

Marillenknödel schmecken besonders gut, wenn man sie nach dem Aufschneiden mit zerlassener Butter begießt und mit einem Zuckerersatz bestreut.

Marillenkuchen mit Kokosmehl

Haben Sie gewusst, dass Sie Backpulver oder Natron auch trinken können? Der Wirkstoff Natriumbicarbonat hilft Ihrem Körper, den pH-Wert auszugleichen. Wie auch immer, unsere Kreation des Marillenkuchens, mit Kokos- und Dinkelmehl, wird Sie bestimmt überzeugen!

Zeit: 70 Minuten

Schwierigkeitsgrad:

Zutaten für 1 Kuchen

Ø 24

1 kg Marillen
250 g Butter
200 g Birkenzucker oder
Stevia Kristalle 1:1
150 g Dinkelmehl
50 g Kokosmehl
5 Eier
1 Messerspitze Vanillemark
1/2 Backpulver

1. Butter flaumig rühren, nach und nach Dotter, Zuckerersatz und Vanille einrühren.

2. Das Mehl mit dem Backpulver vermischen, zu der Buttermasse geben und vermengen.

3. Eiweiß steif schlagen und vorsichtig unterheben.

4. Den Backofen auf 170 °C vorheizen.

5. Kuchenform einfetten und den Teig darin gleichmäßig verteilen.

6. Marillen waschen, mit Küchenpapier abtupfen, halbieren und auf dem Kuchen verteilen.

7. Zirka 45 Minuten backen.

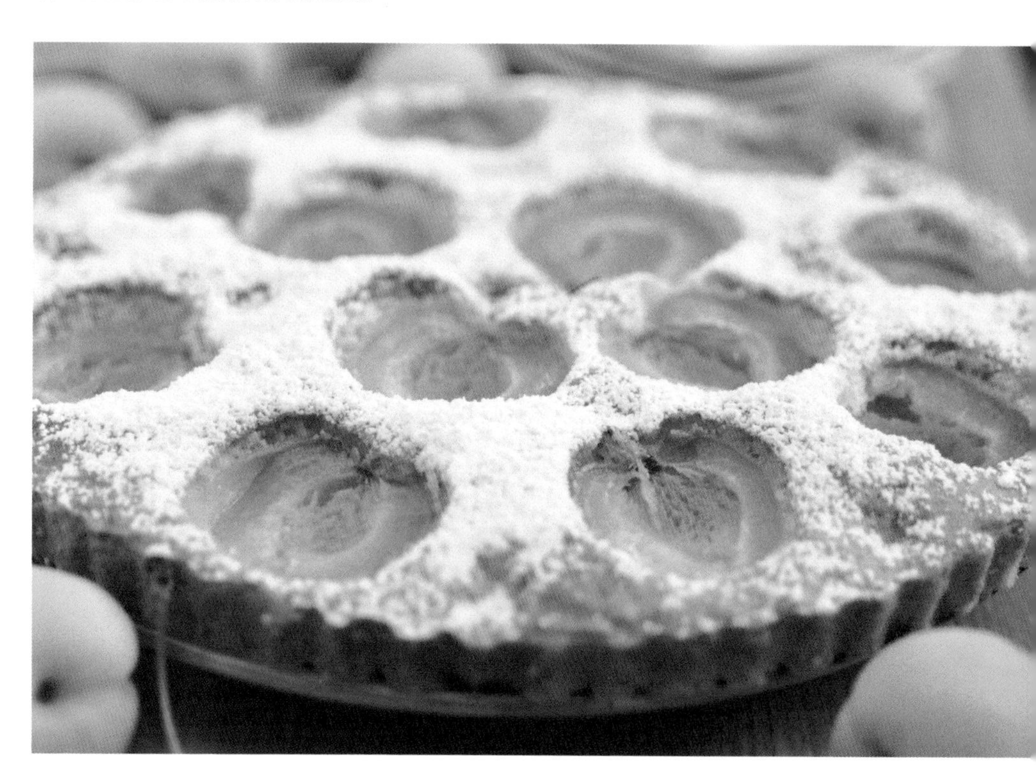

Mohnnudeln mit Erythrit

Mohnnudeln sind ein weiteres überzeugendes Beispiel dafür, dass Naschen nicht unbedingt Sünde bedeuten muss. Die geringe Menge an Mehl und das Süßen mit Erythrit sorgen dafür, dass der Blutzuckerspiegelanstieg unter Kontrolle bleibt.

Zeit: 50 Minuten

Schwierigkeitsgrad:

ZUTATEN FÜR 4 PERSONEN

250 g Topfen (20% Fett)
80 g Dinkelmehl
20 g Haferkleie
1 Ei
1 EL Butter
eine Prise gemahlene Vanilleschote
80 g Mohn
80 g Erythrit oder
60 g Kokosblütenzucker
Butter zum Schwenken

1. Für den Teig Topfen mit Ei, Vanille, Salz, Butter und Mehl zu einem geschmeidigen Teig verkneten und für 30 Minuten in den Kühlschrank stellen.

2. Teig zu einer Rolle formen und in zirka 1 cm große Stücke schneiden. Aus den Teigstücken die Nudeln formen.

3. Das Wasser im Topf zum Kochen bringen, leicht salzen und die Nudeln darin 5-6 Minuten ziehen lassen.

4. Butter in einer Pfanne zerlassen, Erythrit oder Kokosblütenzucker und Mohn dazugeben und leicht anrösten.

5. Die Nudeln mit einem Schaumschöpfer aus dem Wasser heben und in der Pfanne mit dem Mohn-Zuckerersatzgemisch wälzen.

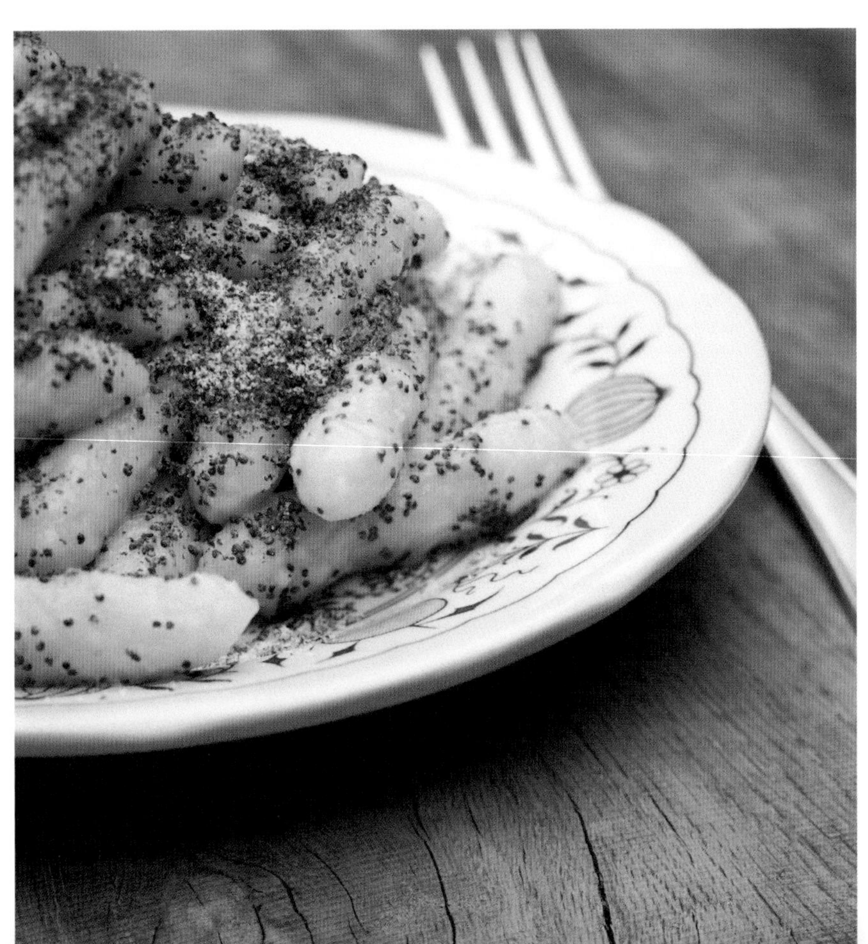

Mohntorte ohne Mehl

Ein Geheimtipp unter den ernährungsbewussten Naschkatzen! Kein Mehl, nur Mohn und Birkenzucker als Zuckerersatz – greifen Sie getrost ohne Reue zu.

Zeit: 50 Minuten

Schwierigkeitsgrad:

Zutaten für 1 Kuchen

Ø 24

150 g Butter
150 g Birkenzucker
6 Eier
200 g gemahlener Mohn
Birkenzucker pulverisiert, zum Bestreuen
Butter und Dinkelmehl für die Form

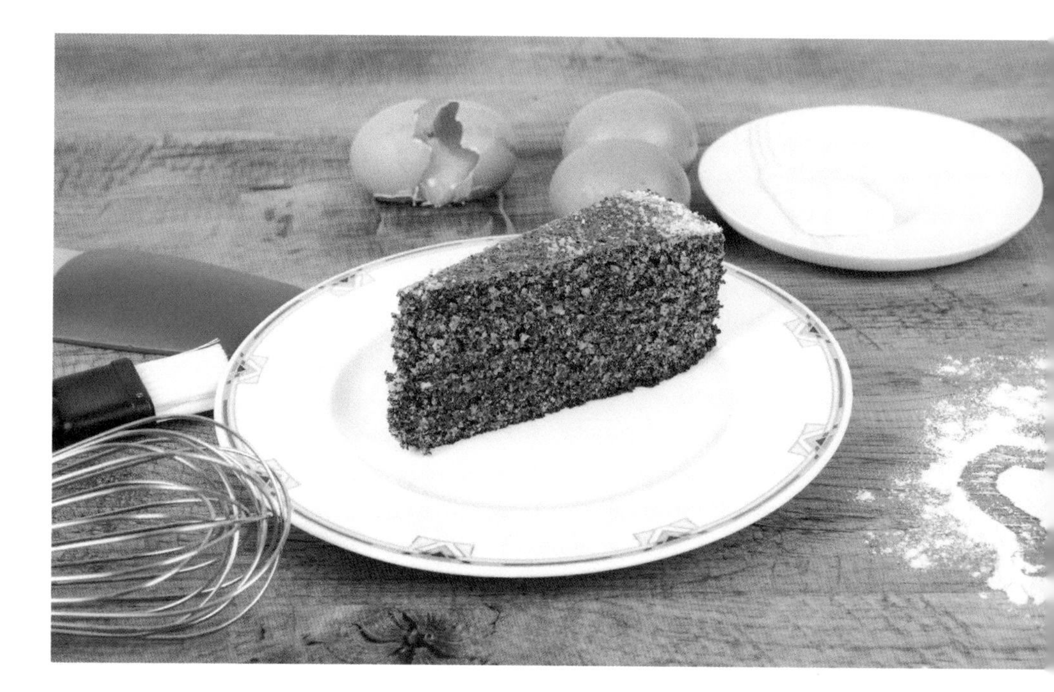

1. Butter und Birkenzucker mit einem Mixer flaumig rühren.
2. Eiweiß und Eigelb trennen. Die Dotter zur Buttermasse geben und weiterrühren. Mohn zugeben und alles gut vermischen.
3. Eiweiß zu steifem Schnee schlagen und vorsichtig unter den Teig heben.
4. Tortenform Ø 24 mit Butter befetten und mit Dinkelmehl bestreuen. Den Teig in die Tortenform füllen.
5. Backofen auf 180 °C vorheizen und die Torte 40 Minuten backen.
6. Zum Servieren mit pulverisiertem Birkenzucker bestreuen.

Tipp:

Birkenzucker kann in einer Kaffee- oder Gewürzmühle pulverisiert werden.

Muffins mit Gojibeeren

Guarkern- und Kokosmehl, sowie die unwiderstehlichen Gojibeeren machen aus diesen Muffins geradezu eine „Superfood-Nascherei".

Zeit: 45 Minuten

Schwierigkeitsgrad:

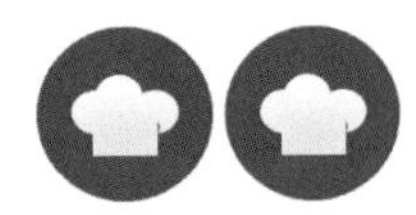

ZUTATEN FÜR 12 MUFFINS

130 g feingemahlene Mandeln
20 g feingemahlene Walnüsse
50 g Kokosmehl
3 Eier
80 g Butter
2 gestr. TL Weinsteinbackpulver oder Natron
1 Prise gemahlene Vanilleschote
150 ml Milch
25 g Gojibeeren
1 TL Guarkernmehl
170 g Stevia Kristalle 1:1 oder Kokosblütenzucker
Mandelsplitter zum Bestreuen

1. Eier in einer Schüssel flaumig rühren. Zuckerersatz und Vanille zugeben und weiterrühren.

2. Butter in Flocken schneiden, zu der Eiermasse geben und kurz weiter schlagen.

3. Gemahlene Mandeln und das Kokosmehl mit dem Backpulver und dem Guarkernmehl vermischen und abwechselnd mit Milch unter die Buttermischung rühren. Gojibeeren unterheben.

4. Backofen auf 170 °C Umluft vorheizen. Ein Muffinblech mit Butter einfetten oder mit Muffinförmchen auslegen.

5. Die Teigmasse einfüllen, mit Mandelsplitter bestreuen und etwa 30 Minuten backen.

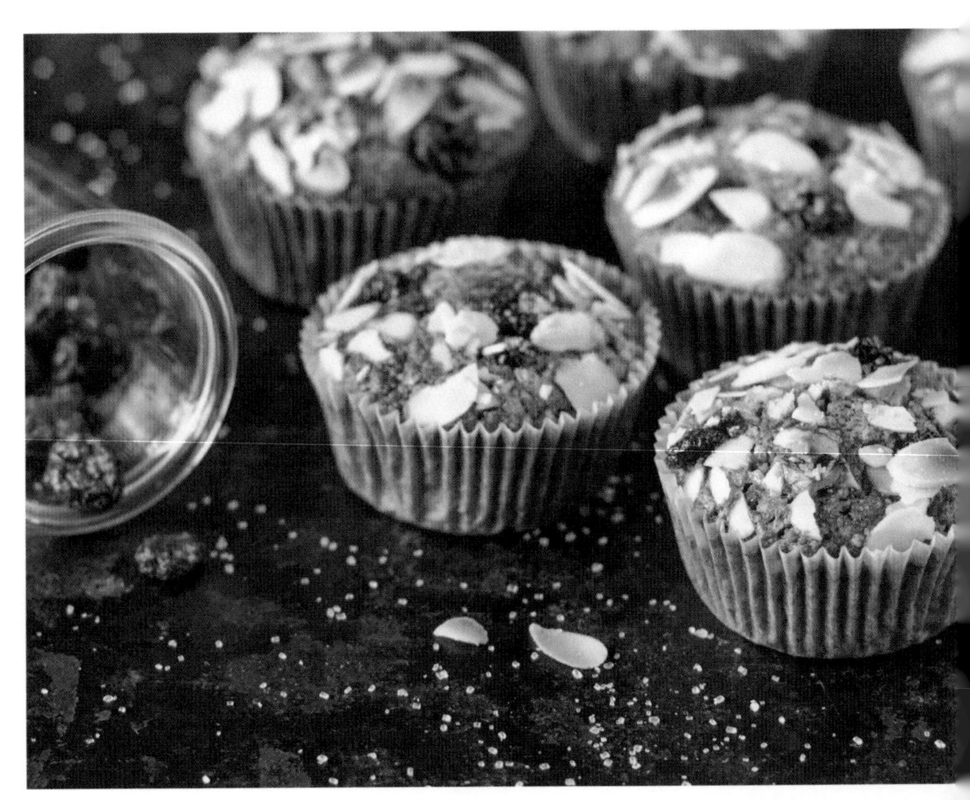

Marmorgugelhupf mit Rohkakao

Wen erinnert er nicht an gemütliche Sonntagnachmittage bei Oma? Der Marmorgugelhupf, am besten serviert mit Kaffee oder Kakao, ist und bleibt ein Evergreen. Mit diesem Rezept bekommt er allerdings beinahe ein „neues Gesicht".

Zeit: 1,5 Stunden

Schwierigkeitsgrad:

ZUTATEN FÜR 1 GUGELHUPF

190 g Dinkelmehl
90 g Kokosmehl
1/8 L Milch
70 g Butter
250 g Kokosblütenzucker
oder Birkenzucker
3 Eier
1/2 Pkg. Weinsteinbackpulver
25 g Rohkakao
Butter für die Form

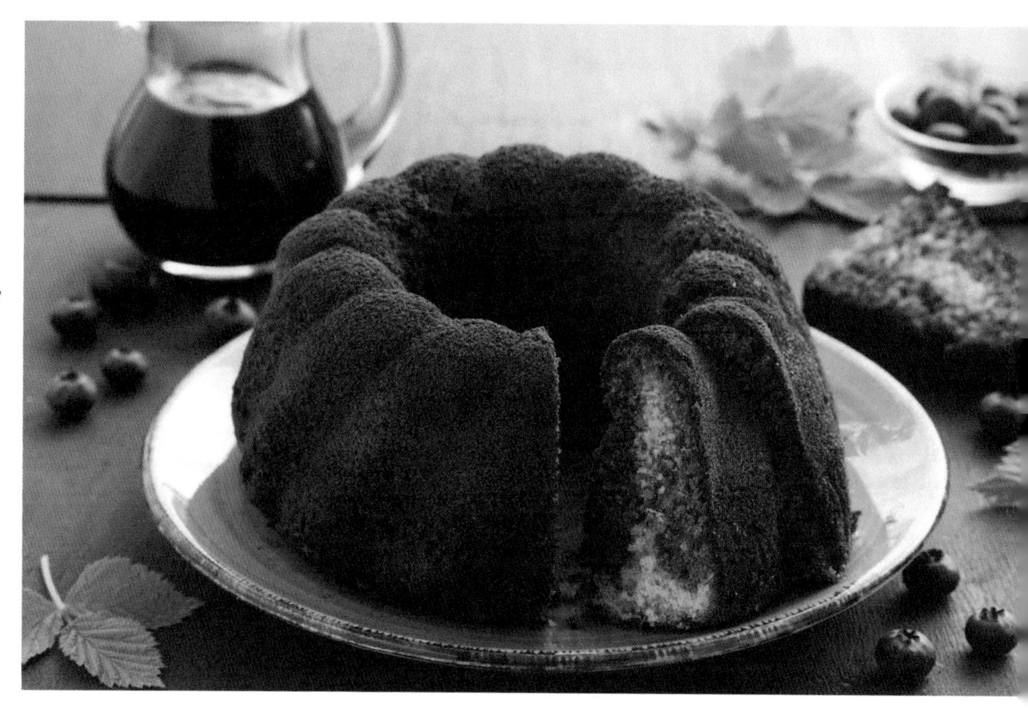

1. Eigelb und Eiweiß trennen. Butter mit einem Mixer flaumig rühren, mit dem Zuckerersatz und den Dottern vermengen und kurz weiter rühren.

2. Mehle mit dem Backpulver vermischen und abwechselnd mit der Milch zur Buttermischung hinzufügen und verrühren.

3. Eiweiß zu steifem Schnee schlagen und vorsichtig unterheben.

4. Backofen auf 160 °C Umluft vorheizen.

5. Die Teigmasse halbieren. Kakao mit etwas kaltem Wasser verrühren und mit der halben Teigmasse vermischen.

6. Gugelhupfform mit Butter befetten und mit Mehl bestreuen.

7. Den hellen und den dunklen Teig abwechselnd in die Form füllen. Zirka 40 Minuten backen.

Mandelkuchen ohne Mehl

War Ihnen bekannt, dass man Mandeln zum Steinobst zählt, und dass sie reich an Proteinen, Vitamin E und Ballaststoffen sind? Dieser Kuchen lässt sie garantiert einen noch so stressigen Tag wach und kraftvoll überstehen.

Zeit: 35 Minuten

Schwierigkeitsgrad:

ZUTATEN FÜR 1 KUCHEN

6 Eigelb
4 Eiweiß
160 g Kokosblütenzucker
130 g gemahlene Mandeln
20 g gemahlene Walnüsse

Tipp:
Dieser Mandelkuchen kann auch als Kuchenboden für Torten verwendet werden.

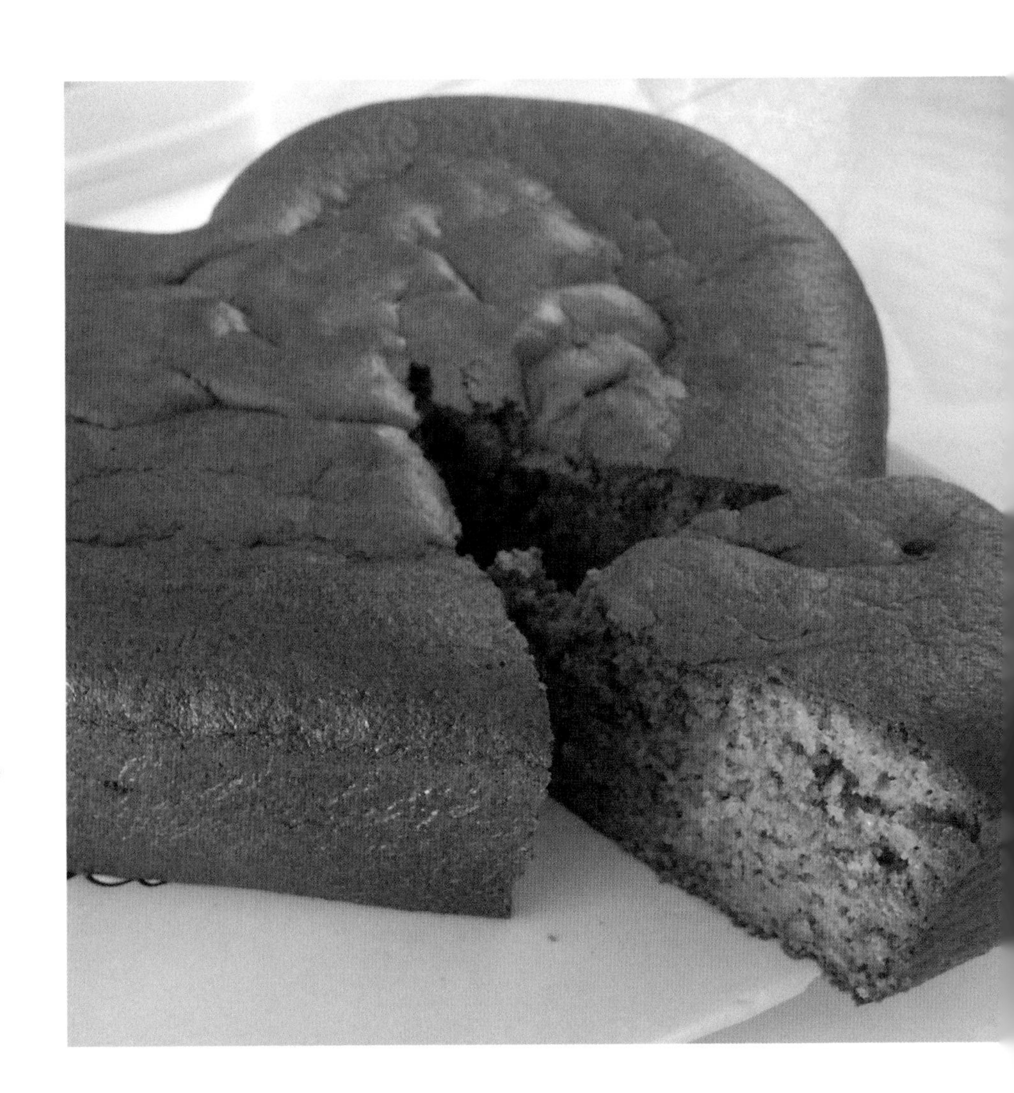

1. Eiweiß mit 110 g Kokosblütenzucker zu Schnee schlagen.

2. Eigelb mit 50 g Kokosblütenzucker schaumig schlagen.

3. Schnee, gemahlene Mandeln und gemahlene Walnüsse zu der Eigelbmasse hinzufügen und miteinander vermengen.

4. Die Masse in eine Tortenform füllen und bei 180 °C zirka 20 Minuten backen.

Tiramisu ohne Mehl

Auf dieses Rezept sind wir besonders stolz, denn es braucht den Vergleich mit dem Original nicht zu scheuen! Italienisches dolce far niente als kulinarischer Genuß - zur Gänze ohne Mehl und Haushaltszucker!

Zeit: 1 Stunde

Schwierigkeitsgrad:

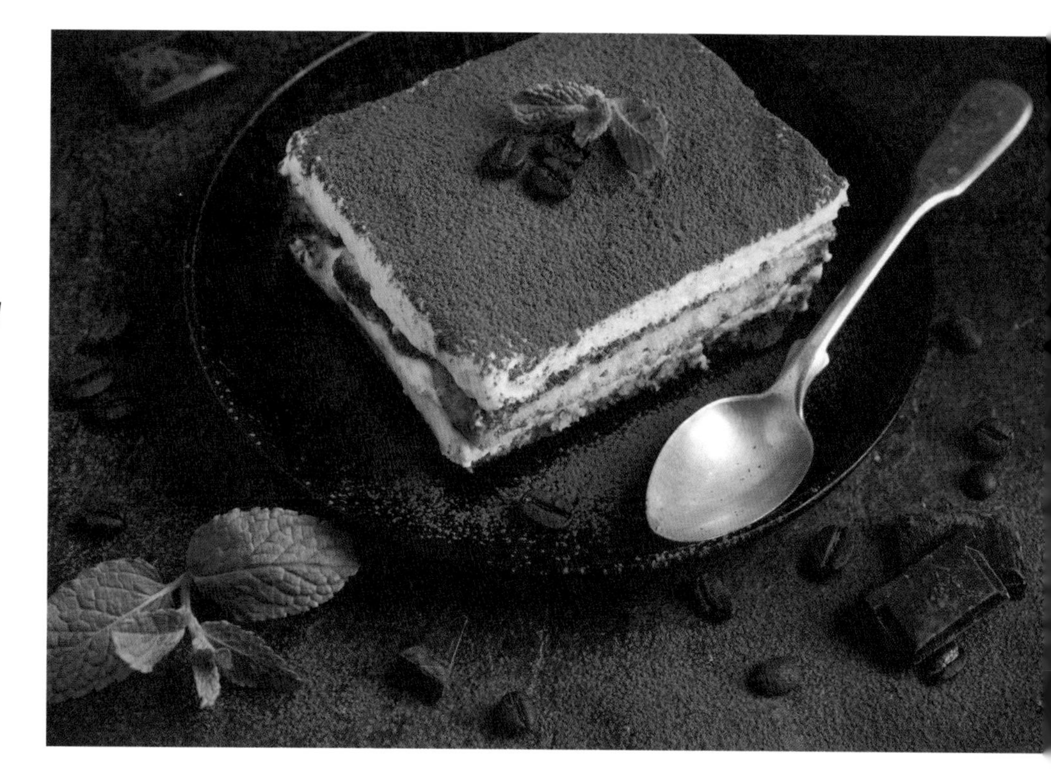

Zutaten für 8 Personen

Biskotten:
6 Eigelb
4 Eiweiß
160 g Kokosblütenzucker
130 g gemahlene Mandeln
20 g gemahlene Walnüsse
Kaffee zum Beträufeln

Creme:
3 Eier
500 g Mascarpone
500 g Quimiq
70 g Kokosblütenzucker
Kakao zum Bestreuen

1. Eiweiß mit 110 g Kokosblütenzucker zu steifem Schnee schlagen.

2. Eigelb mit 50 g Kokosblütenzucker schaumig rühren.

3. Eiweiß zu steifem Schnee schlagen, mit den gemahlenen Mandeln und gemahlenen Walnüssen zu der Eigelbmasse hinzufügen und miteinander vermengen.

4. Die Masse in eine Tortenform füllen und bei 180 °C zirka 20 Minuten backen.

5. Den Kuchen auskühlen lassen und in biskottengrosse Stücke schneiden.

6. Für die Creme alle Zutaten mit einem Mixer vermengen.

7. Eine Form mit Biskotten auslegen, mit Kaffee beträufeln und mit der Creme bedecken. Diesen Vorgang 2 mal wiederholen.

8. Vor dem Servieren mit Kakao bestreuen.

Weihnachtskekse mit Erythrit

Zumindest 1x im Jahr sollten Sie unsere unvergleichlichen Weihnachtskekse probieren, die sogar schon in einigen Magazinen als Rezepttipp publiziert wurden.

Zeit: 1,5 Stunden

Schwierigkeitsgrad:

ZUTATEN FÜR 4 PERSONEN

200 g Dinkelmehl
150 g geröstete, gemahlene Mandeln
200 g Butter
1 Eidotter
0,5 TL gemahlene Vanilleschote
1 Prise Zimt
1 Prise Piment
1Prise Salz
180 g Zuckerersatz nach Wahl

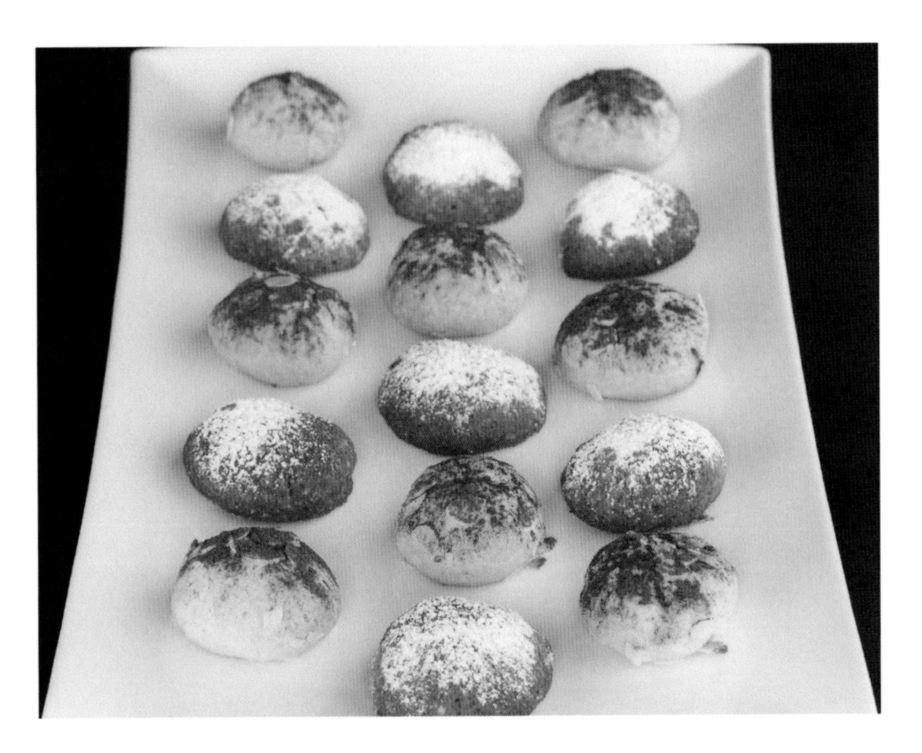

1. Butter mit Mehl vermengen und kneten, bis die Masse bröselig wird.

2. Eidotter und Gewürze miteinander vermischen und mit dem Zuckerersatz zur Buttermasse geben.

3. Rasch zu einem Mürbteig verarbeiten.

4. In Frischhaltefolie einwickeln und für 1 Stunde in den Kühlschrank geben.

5. Den Teig aus dem Kühlschrank nehmen, nochmals gut durchkneten und daraus kleine Kugeln formen.

6. Im 170 °C Umluft vorgeheizten Backofen zirka 10-12 Minuten backen.

7. Gebackene Kekse leicht abkühlen lassen. Im Anschluss mit Kakaopulver, bzw. pulverisiertem Zuckerersatz bestreuen.

Schneenockerln mit Himbeeren

Wohl eines der besten Beispiele dafür, dass man vermeintliche Naschsünden auf eine Art und Weise zubereiten kann, dass man dabei kein schlechtes Gewissen haben muss. Noch dazu unwiderstehlich gut, was will man mehr?

Zeit: 30 Minuten

Schwierigkeitsgrad:

Zutaten für 2 Personen

Eiweiß von 2 Eiern
1 Prise gemahlene Vanilleschote
3 EL Erythrit für den Schnee
2 EL Erythrit für die Himbeeren

1. Eiweiß mit Vanille und Erythrit zu steifem Schnee schlagen.

2. Wasser in einem Topf auf zirka 80 °C erhitzen.

3. Mit einem Löffel Nockerln formen, langsam ins Wasser legen und 2-3 Minuten auf jeder Seite ziehen lassen.

4. Himbeeren pürieren und mit Erythrit süßen.

5. Schneenockerln auf die pürierten Himbeeren legen.

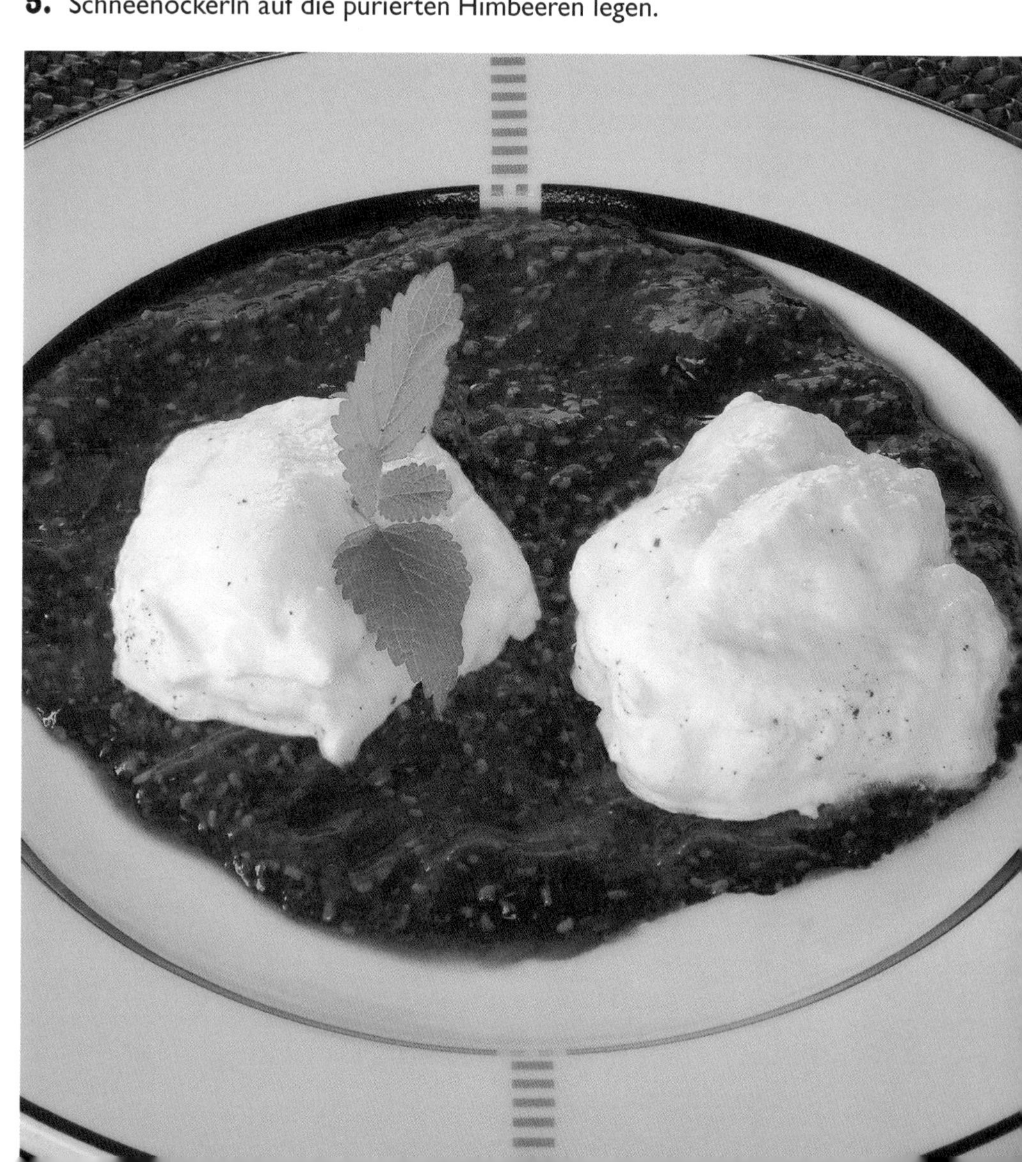

Tarte au Chocolat aus Frankreich

Eines dieser Rezepte, anhand derer Erythrit hervorragend seine Stärken entfalten kann. Unglaublich, dass dieser natürliche Zuckerersatz tatsächlich 0 Kalorien hat!

Zeit: 2,5 Stunden

Schwierigkeitsgrad:

ZUTATEN FÜR 1 TARTE

Ø 24

Mürbteig:

200 g Butter
150 g Dinkelmehl
50 g geröstete, geriebene Mandeln
150 g Erythrit
2 Eidotter
1 Prise Salz

Belag:

150 ml Schlagobers
50 ml Milch
2 Eier
200 g Schokolade 80 %
4-5 EL Erythrit

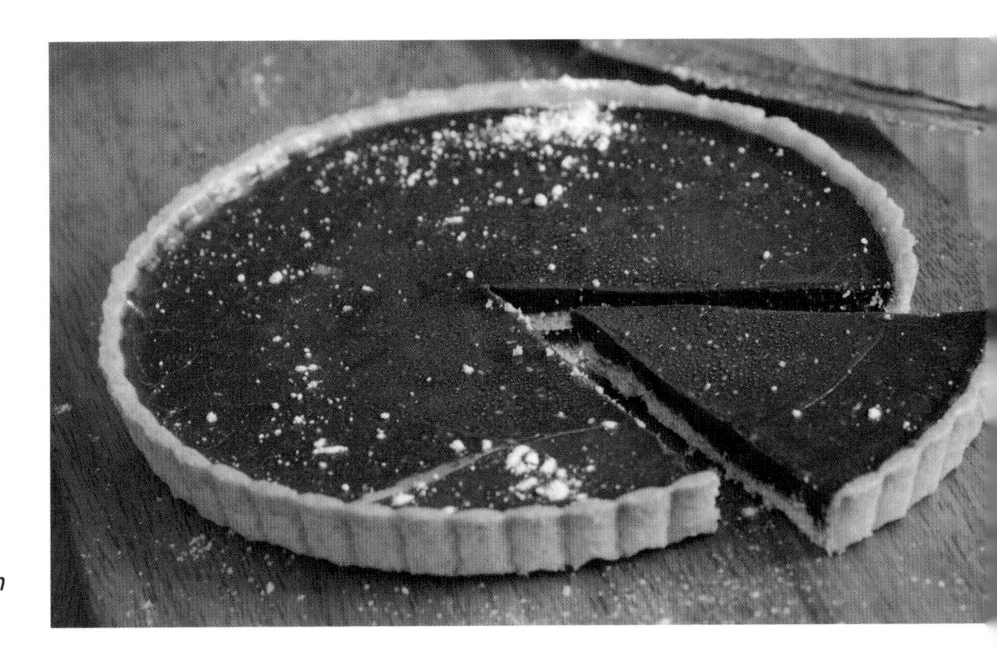

1. Die Zutaten für den Mürbteig miteinander vermischen und schnell zu einem Teig verkneten.

2. Den Teig auf einer bemehlten Arbeitsfläche ausrollen und die Tortenform damit belegen. Für 1 Stunde in den Kühlschrank stellen.

3. Im vorgeheizten Backofen bei 180 °C Umluft zirka 20 Minuten backen.

4. Herausnehmen und abkühlen lassen.

5. Schlagobers und Milch aufkochen.

6. Schokolade in Stücke brechen, zum Schlagobers hinzufügen und unter ständigem Rühren schmelzen lassen.

7. Eier und Erythrit hinzufügen und weiterrühren, bis die Masse glatt wird.

8. Die Schokoladenmasse auf den vorgebackenen Teig gießen und zirka 20 Minuten bei 120 °C Umluft backen.

Browns
mit Rohkakao

Haben Sie gewusst, dass sich mit Rohkakao nicht nur hervorragend Brownies zaubern lassen, sondern dass dieser sehr reich an Magnesium ist und unsere Zellen mit wichtigen Antioxidantien schützt?

Zeit: 40 Minuten

Schwierigkeitsgrad:

Zutaten für 10 Brownies

Brownies:
150 g Butter
5 Eier
90 g Rohkakao
1/2 Pkg. Backpulver
100 g Dinkelmehl
100 g Kokosmehl
50 g gehackte und geröstete Walnüsse
200 g Kokosblütenzucker oder Stevia Kristalle 1:1
1 TL Guarkernmehl

Glasur:
1/2 Tafel Bitterschokolade 80%

1. Butter, Zucker und Eier in einer Schüssel flaumig rühren, Mehl, Kakao, die gehackten Nüsse und das Backpulver vermischen und mit der Eiermasse vermengen.

2. Backofen auf 180 °C Umluft vorheizen. Den Teig in eine befettete Backform füllen und 20 Minuten backen.

3. Schokolade in Stücke brechen und im Wasserbad schmelzen lassen. Immer wieder rühren.

4. Brownies mit Schokoladenglasur überziehen und in Rechtecke schneiden.

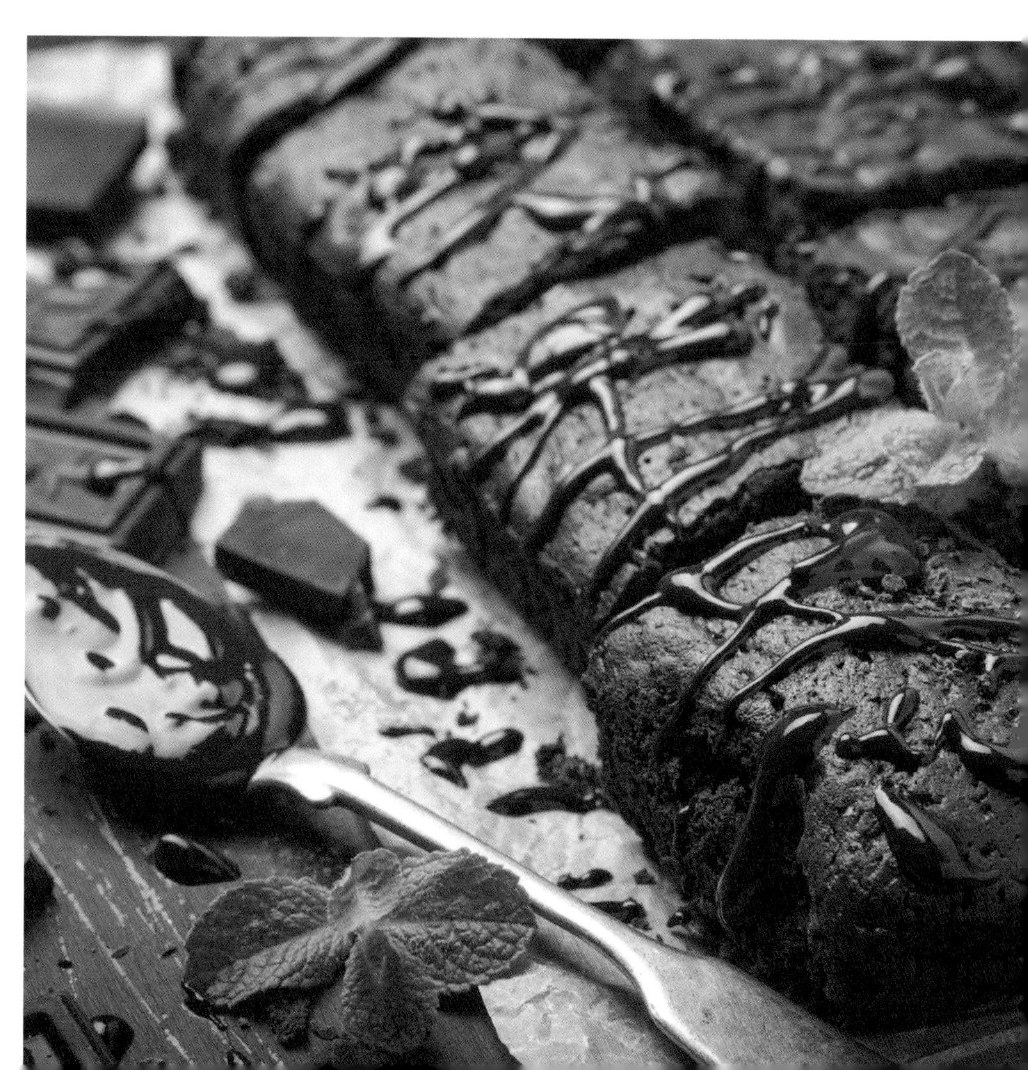

Zimtschnecken mit Walnüssen

Seit unserer Schulzeit lieben wir sie wohl alle, die Zimtschnecken. Hätte es sie nur damals auch schon mit Kamutmehl und Erythrit als Zuckerersatz gegeben! Nicht nur die Zähne hätten es uns gedankt.

Zeit: 2,5 Stunden

Schwierigkeitsgrad:

Zutaten für 8 Schnecken

Teig:

500 g Kamutmehl
100 g Butter
250 ml Milch
1 TL Salz
120 g Erythrit
3 TL Trockenhefe

Füllung:

90 g Erythrit
3 TL Zimt
100 g Butter
150 g Walnüsse
1 Ei zum Bestreichen

1. Kamutmehl in eine Schüssel sieben, Hefe, Salz, Erythrit und in Flocken geschnittene Butter zugeben.

2. Milch leicht erwärmen, zu dem Mehl gießen und alles zu einem glatten Teig verkneten. Zugedeckt 1 Stunde an einem warmen Ort ruhen lassen.

3. Walnüsse fein hacken und in einer Pfanne ohne Öl leicht anrösten.

4. Den Teig auf einer bemehlten Arbeitsfläche ausrollen, mit zerlassener Butter bestreichen und mit Zimt, Erythrit und Walnüssen bestreuen. Längsseitig zusammenrollen und in zirca 4 cm breite Scheiben schneiden.

5. Die Zimtschnecken auf ein mit Backpapier ausgelegtes Backblech legen und zugedeckt weitere 30 Minuten gehen lassen.

6. Backofen auf 170 °C Umluft vorheizen. Zimtschnecken mit dem verquirlten Ei bepinseln und zirka 20 Minuten goldbraun backen. Vor dem Servieren mit pulverisiertem Erythrit bestreuen.

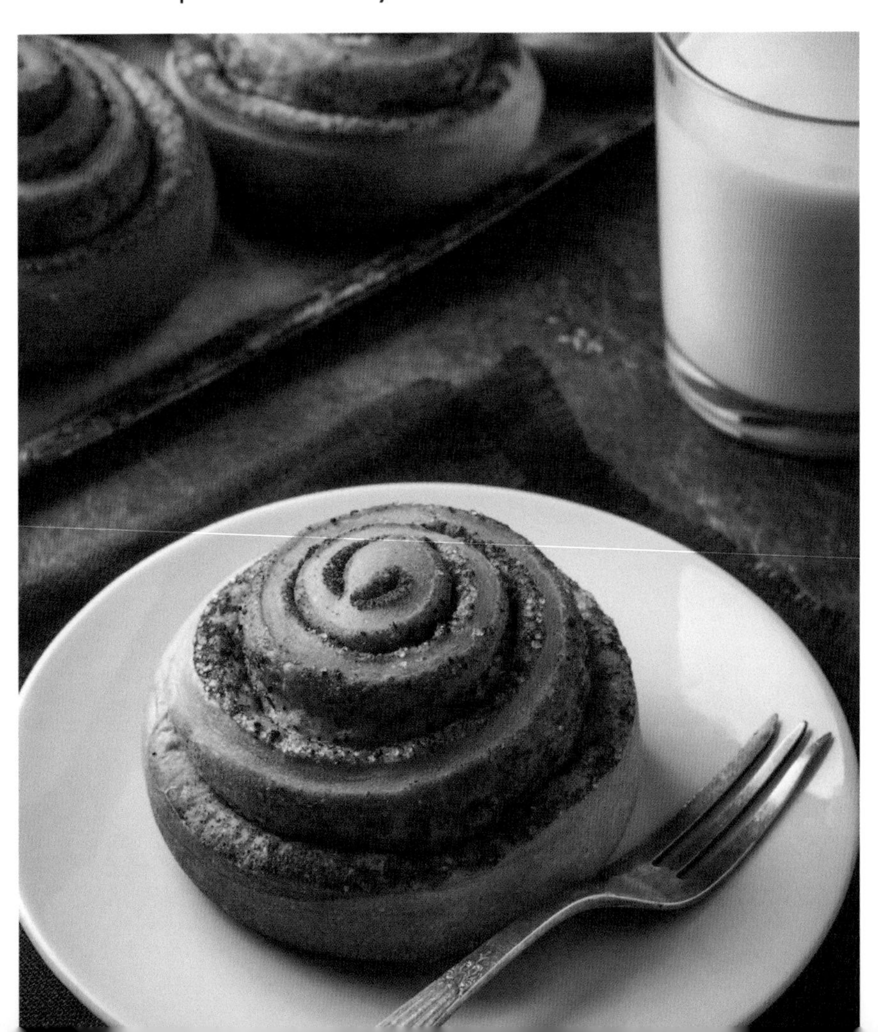

Christstollen mit Gojibeeren

Gerade Diabetiker sollten von herkömmlichen Christstollen besser die Finger lassen, nicht nur wegen der Trockenfrüchte. Doch Gojibeeren sind hier die löbliche Ausnahme, greifen Sie daher getrost bei diesem Rezept zu.

Zeit: 2 Stunden

Schwierigkeitsgrad:

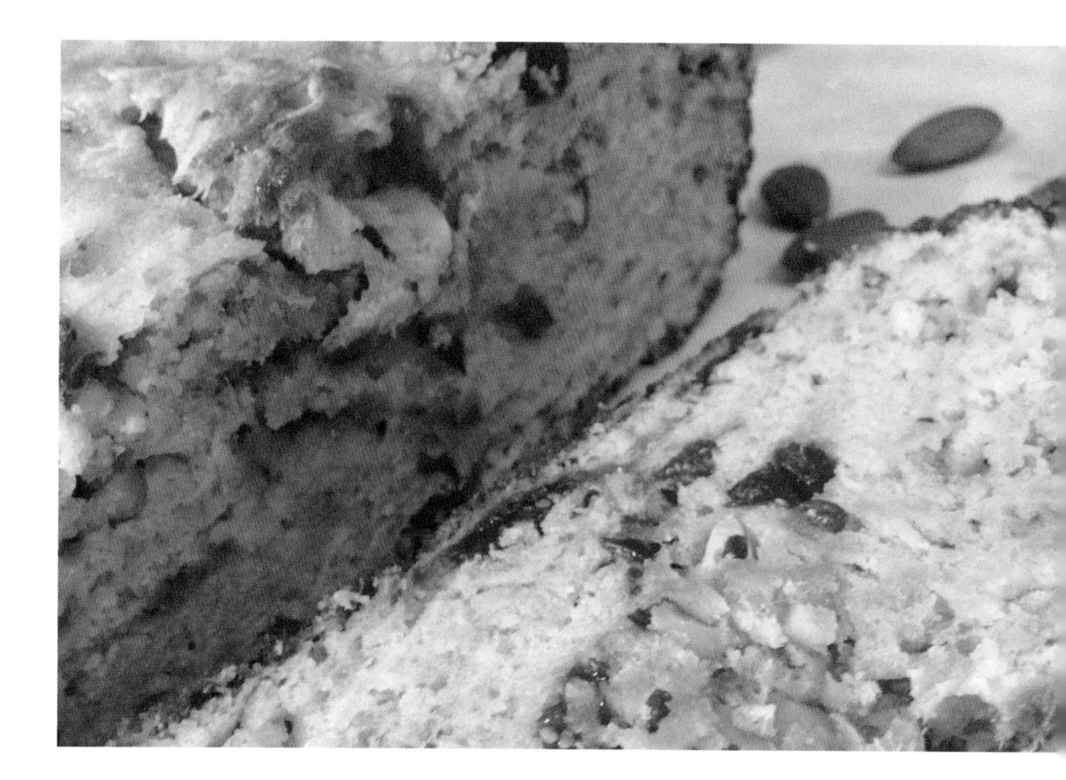

Zutaten für 1 Stollen

450 g Dinkelmehl
50 g Kokosmehl
250 g Topfen (20% Fett)
3 Eier
1 Pkg. Weinstein-Backpulver
200 g Erythrit
1 Messerspitze geriebene Vanilleschote
100 g Gojibeeren
100 g geröstete Mandeln
1 Prise Salz
130 g Butter
3 EL Butter zum Bestreichen
7 EL pulverisiertes Erythrit zum Bestreuen

1. Die Mehle mit dem Backpulver vermengen und in eine Schüssel sieben.

2. Eine Vertiefung in die Mitte drücken und Topfen, Eier, Erythrit, gemahlene Vanilleschote und eine Prise Salz hineingeben.

3. Butter in Flöckchen schneiden und auf dem Mehlrand verteilen. Geröstete, gehackte Mandeln und ungeschwefelte Gojibeeren hinzufügen und alles zu einem festen Teig verkneten.

4. Die Schüssel mit einem Tuch bedecken und den Teig an einem warmen Ort 20 Minuten ruhen lassen. Aus dem Teig einen länglichen Laib formen und weitere 20 Minuten ruhen lassen.

5. Den Teig in der Mitte der Länge nach mit der Hand eindrücken. Backofen auf 180 °C vorheizen.

6. Den Stollen auf ein mit Backpapier ausgelegtes Backblech legen und auf der untersten Schiene 1 Stunde backen.

7. Den Stollen noch warm mit Butter bestreichen. Zum Servieren mit pulverisiertem Erythrit bestreuen.

Haselnuss-Schokolade mit Zimt

Ja, auch Schokolade lässt sich durchaus so zubereiten, dass wir ungeniert Naschen dürfen und nochmals ja – sie schmeckt auch gut!

Zeit: 1 Stunde

Schwierigkeitsgrad:

Zutaten für 2 Tafeln

250 g Bitterkuvertüre (mind. 70% Kakaogehalt)
50 g Haselnüsse
1 TL Ceylon Zimt

1. Eine Pfanne ohne Öl erhitzen und die Haselnüsse darin anrösten.

2. Die Nüsse auskühlen lassen, mit den Händen die Schale abreiben und grob hacken.

3. Kuvertüre hacken und im Wasserbad langsam schmelzen lassen, dabei immer wieder rühren.

4. Die geschmolzene Kuvertüre unter Rühren etwas auskühlen lassen. Haselnüsse und Zimt dazu geben und in eine Tafelform eingießen.

5. Schokolade bei Zimmertemperatur erkalten lassen.

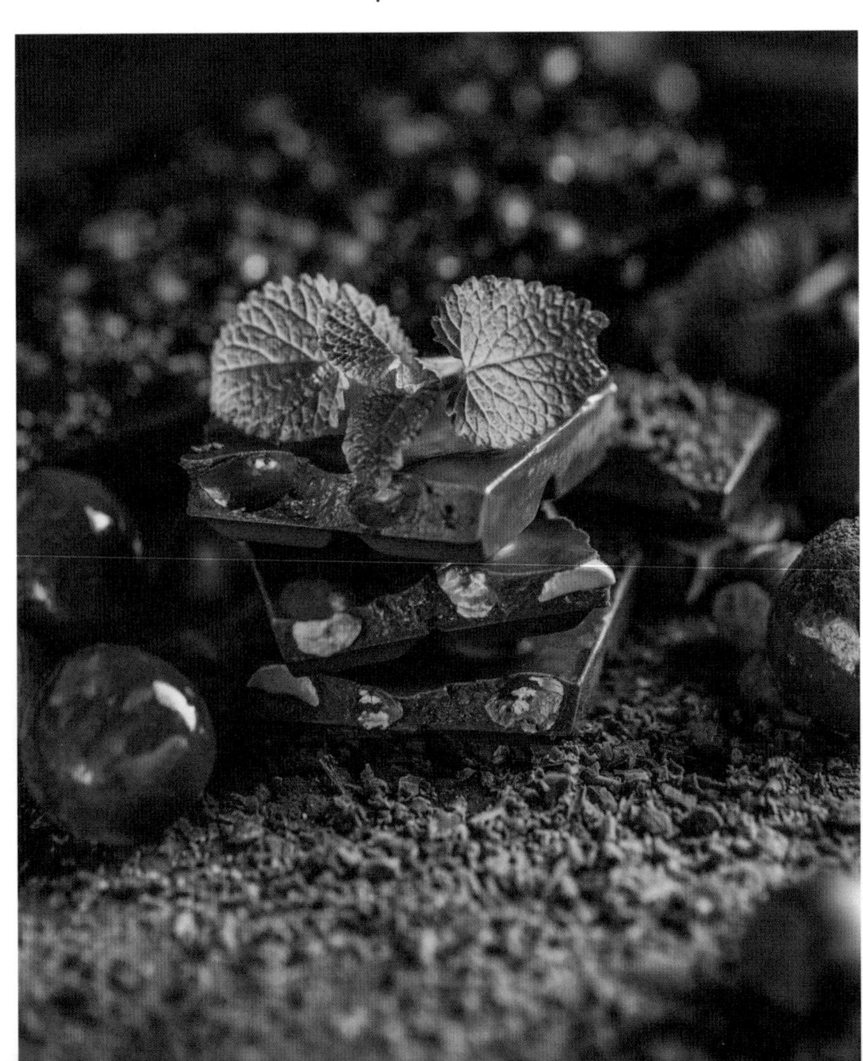

Pralinen
mit Gojibeeren

Dieses Pralinenrezept möchten wir Ihnen explizit ans Herz legen, Sie werden überrascht sein, wie herrlich gesunde Pralinen schmecken können!

Zeit: 30 Minuten

Schwierigkeitsgrad:

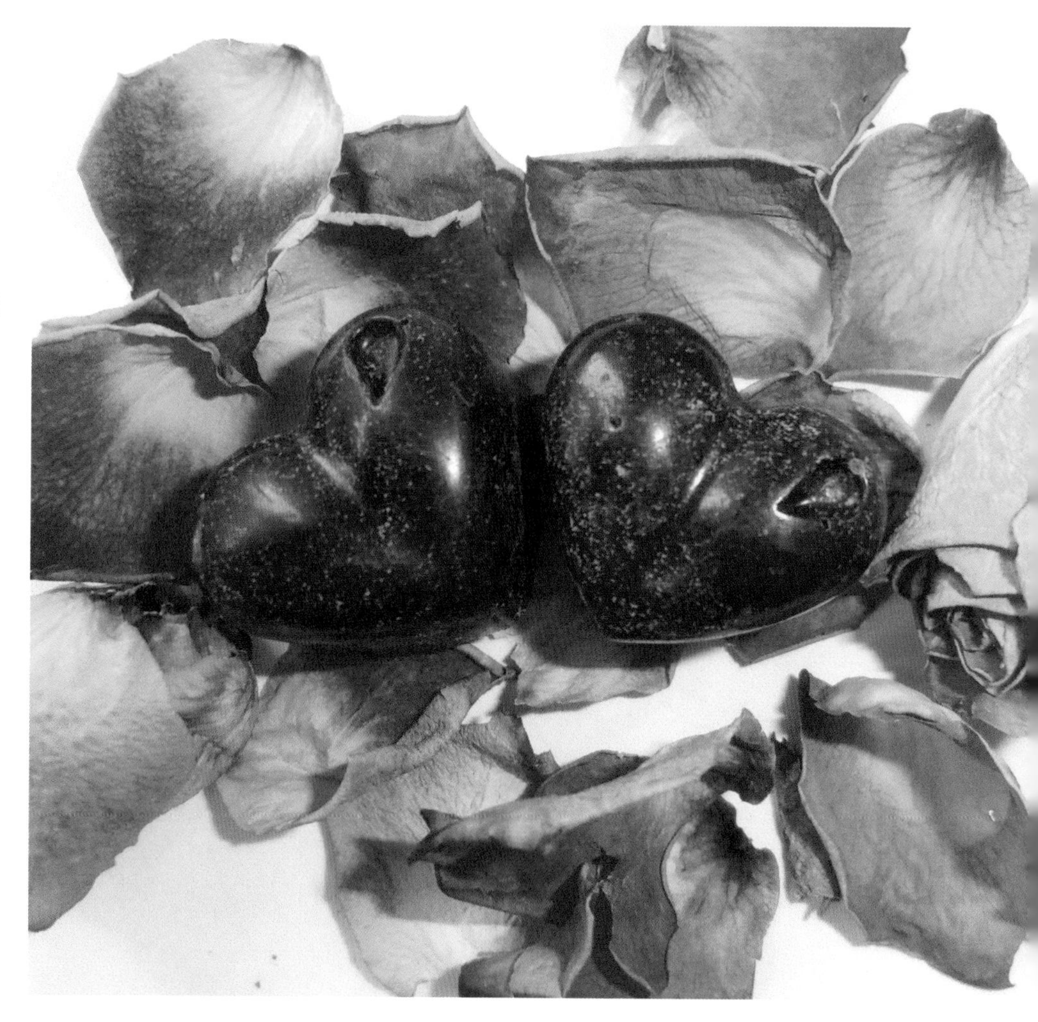

Zutaten für 15 Pralinen

Pralinen:
50 g Kakaobutter
50 g Rohkakao
20 g Kokosblütenzucker-Sirup
10 g Gojibeeren

Sirup:
Siehe Seite 90

1. Kakaobutter im Wasserbad zum Schmelzen bringen.

2. In einer Schüssel Kakao und geschmolzene Kakaobutter vermischen. Kokosblütensirup zügig untermischen.

3. Gojibeeren fein hacken, unter die Schokoladenmasse rühren und in die Pralinenform gießen.

4. Pralinen auskühlen lassen und dann aus der Form lösen.

Schoko-Haselnusscreme mit Kokosblütenzucker

Erinnern Sie sich an den Werbeslogan „wenn ich nur aufhören könnte"? Dieser Gedanke wird sich Ihnen nach Genuss unserer herrlichen Schoko-Haselnusscreme förmlich aufdrängen.

Zeit: 35 Minuten

Schwierigkeitsgrad:

ZUTATEN FÜR 800 ML

500 ml Milch
2 Eier
2 EL Rohkakao
3 Tassen Zuckerersatz (hier Kokosblütenzucker)
4 EL Dinkelmehl
1 Prise geriebene Vanilleschote
1 Tasse geröstete, geriebene Haselnüsse
1 TL Butter

1. Geriebene Haselnüsse in einer Pfanne ohne Öl anrösten.

2. Eier mit Zuckerersatz gut verrühren.

3. Mehl, Kakao, geröstete Haselnüsse, Butter und Vanille zugeben und weiterrühren. Milch hinzufügen und alles gut vermengen.

4. Die Masse in einen Topf füllen und bei niedriger Hitze unter ständigem Rühren köcheln lassen, bis die Masse dickflüssig wird.

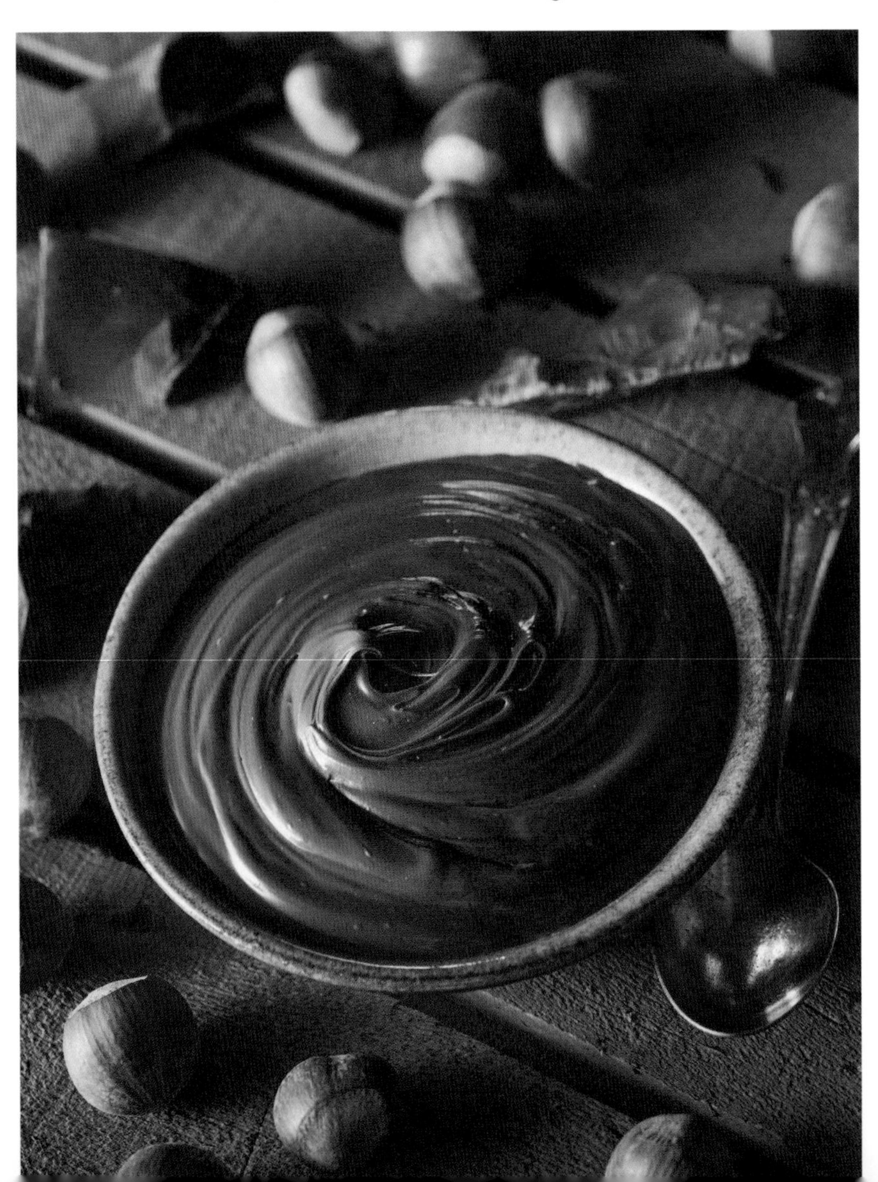

Erdbeer-Eis mit gerösteten Mandeln

In den Eissalons werden Sie dieses Rezept wohl eher nicht vorfinden, schreiten Sie lieber gleich selbst zur Tat. Dafür werden Sie mit echten Eisfreuden belohnt – und können ohne Reue nach Belieben schlemmen. Bevorzugt Erythrit für diese Eiskreation verwenden!

Zeit: 1,5 Stunden

Schwierigkeitsgrad:

Zutaten für 4 Personen

150 g Mandeln
200 g Erdbeeren
100 ml Schlagobers
200 ml Milch
80 g Erythrit

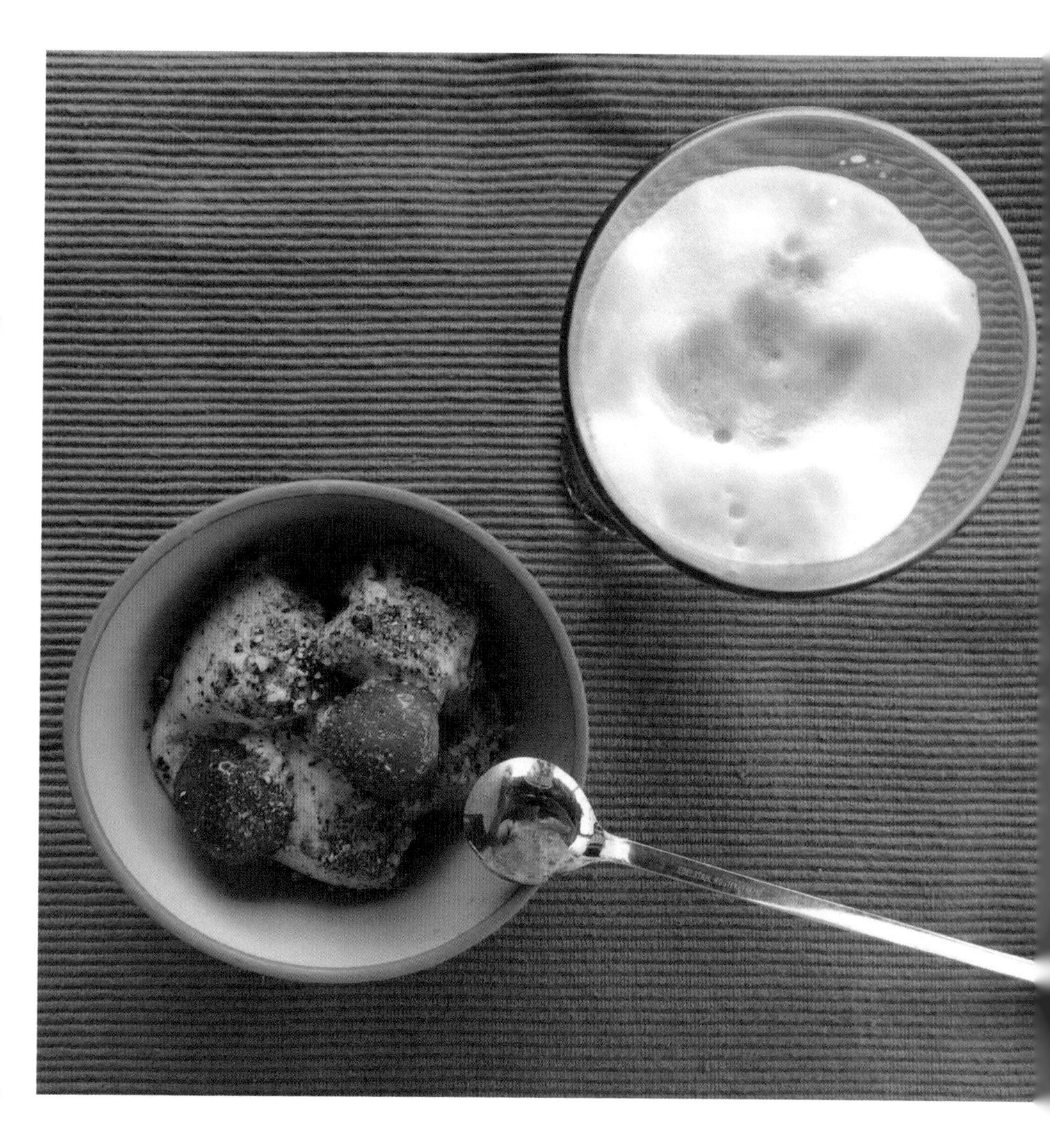

1. Die Stiele der Erdbeeren abschneiden. Die Erdbeeren waschen, mit Küchenpapier abtrocknen und pürieren.

2. Milch, pürierte Erdbeeren, Erythrit und Vanille vermengen,

3. Schlagobers steif schlagen und mit Erdbeermasse gut verrühren.

4. Eismaschine einschalten und die vorbereitete Eismasse langsam eingießen. Je nach Eismaschine kann es bis zu 45 Minuten dauern.

5. In der Zwischenzeit die Mandeln in einer Pfanne ohne Öl anrösten, auskühlen lassen und danach fein hacken.

6. Zum Servieren das Eis mit den gerösteten Mandeln bestreuen.

Sirup aus Kokosblütenzucker

Kokosblütenzucker ist reich an Mineralstoffen, Vitaminen und Aminosäuren. Sein feiner Karamellgeschmack macht ihn vor allem auch als Sirup unverwechselbar und prädestiniert ihn, auch durch den niedrigeren Glykämischen Index, zum perfekten Honigersatz.

Zeit: 15 Minuten

Schwierigkeitsgrad:

Zutaten für 4 Personen

300 g Kokosblütenzucker
150 g Wasser

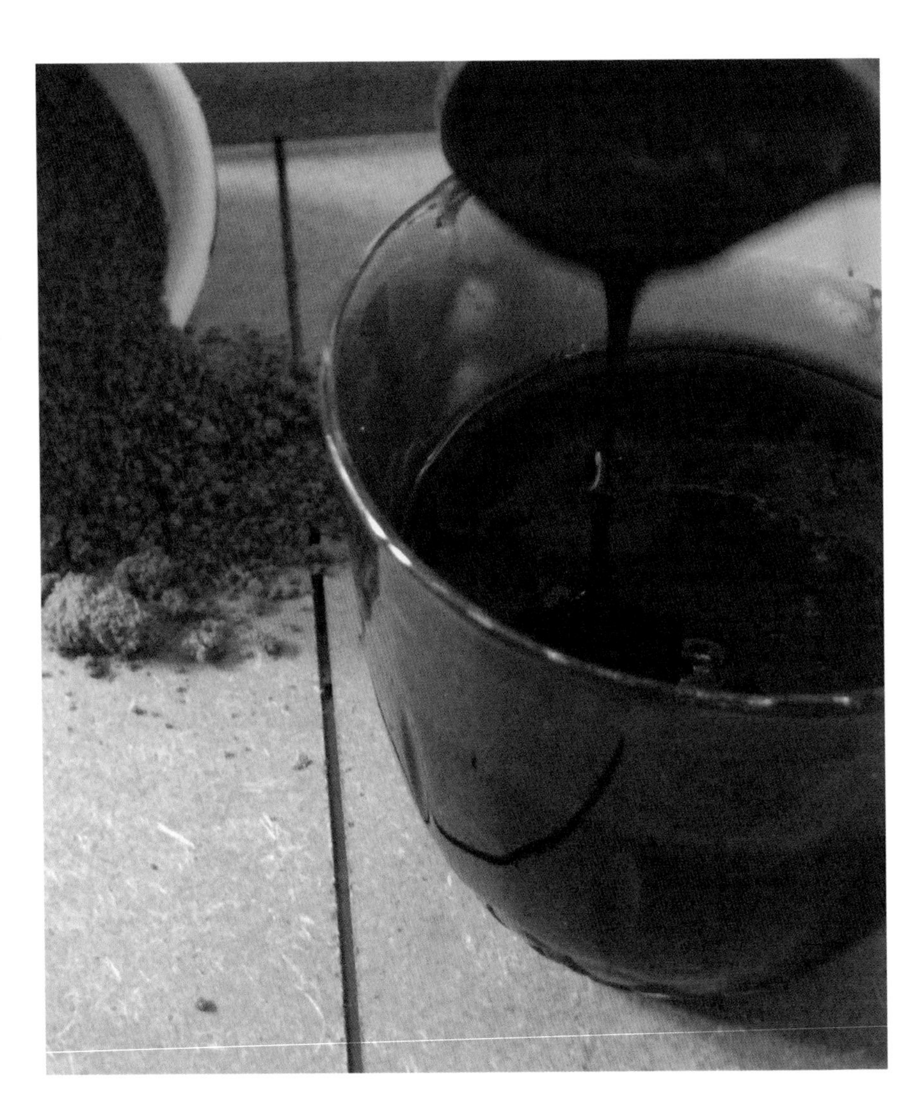

1. Kokosblütenzucker mit dem Wasser in einen beschichteten Topf geben. Aufkochen lassen, bis der Zucker sich aufgelöst hat.

2. 6 bis 8 Minuten leicht köcheln lassen, bis sich die Flüssigkeit um etwa 1/3 reduziert hat.

3. In ein Glas füllen, abkühlen lassen und im Kühlschrank aufbewahren.

Nektarinenmarmelade mit Erythrit

Von Beginn an ein „Klassiker" der Diabetes Ade Küche und aus dieser nicht mehr wegzudenken. Ab sofort besser „Finger weg" von handelsüblichen Marmeladen mit ihrem exorbitant hohen Zuckergehalt. Denn dieses Marmeladerezept wird Ihr Herz im Sturm erobern!

Zeit: 45 Minuten

Schwierigkeitsgrad:

ZUTATEN

1 kg Nektarinen
1/2 Zitrone
2,5 TL Agar Agar (Geliermittel)
230 g Erythrit

1. Nektarinen waschen, abtropfen lassen und in kleine Stücke schneiden.

2. Erythrit, Agar Agar und den Saft einer 1/2 Zitrone beimengen.

3. Zirka 30 Minuten schwach köcheln lassen.

4. Marmelade in sterile Gläser füllen, fest verschließen und zum Abkühlen auf den Kopf stellen.

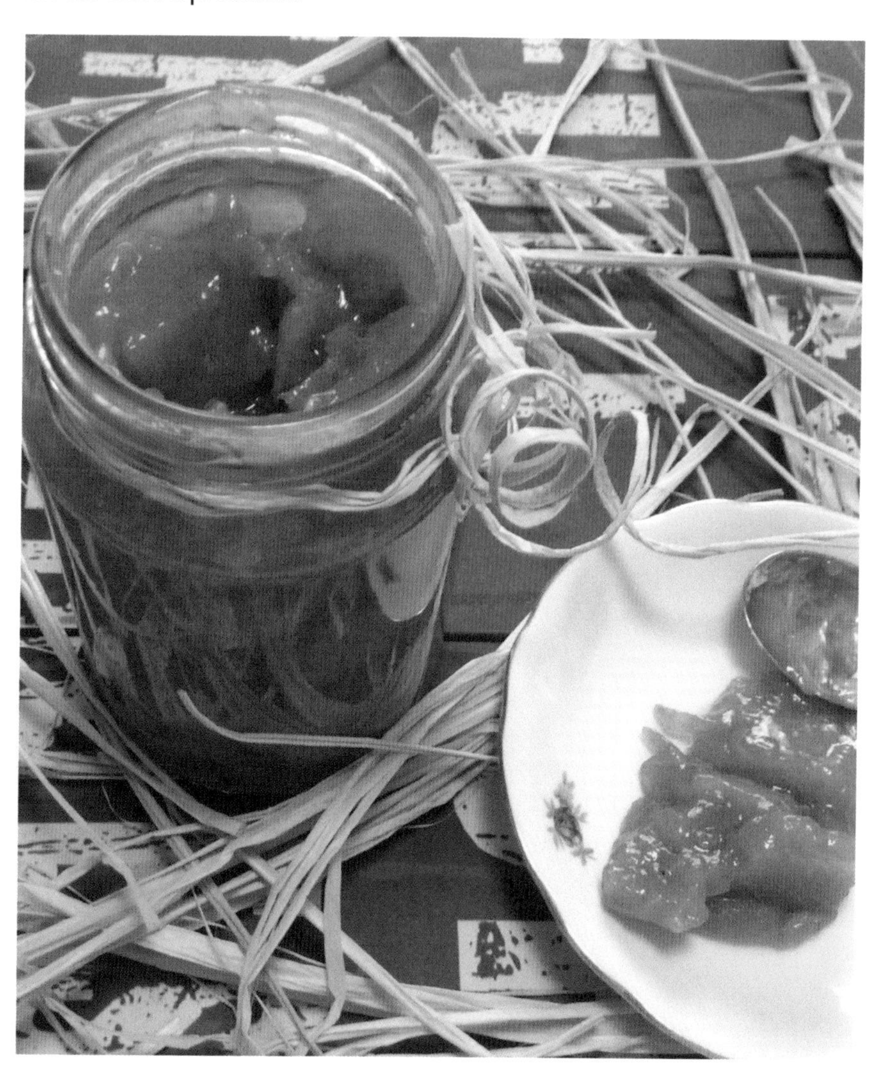

Smoothie mit Obst und Gemüse

Smoothie ist nicht gleich Smoothie und von den meisten der in Geschäften und Shops erhältlichen Zuckerbomben würden wir Ihnen eher abraten. Dann schon lieber selbst ausprobieren, unser Smoothie Rezept schmeckt nicht nur gut, sondern ist dazu auch noch kerngesund!

Zeit: 10 Minuten

Schwierigkeitsgrad:

Zutaten für 4 Personen

1 Apfel
1 Handvoll Heidelbeeren
1 Handvoll Erdbeeren
1/2 Kopfsalat
1 grüne Banane
1-2 TL Kokosöl
1-2 TL Mandelmus
1/2 Liter Wasser
1-2 TL Erythrit oder Kokosblütenzucker

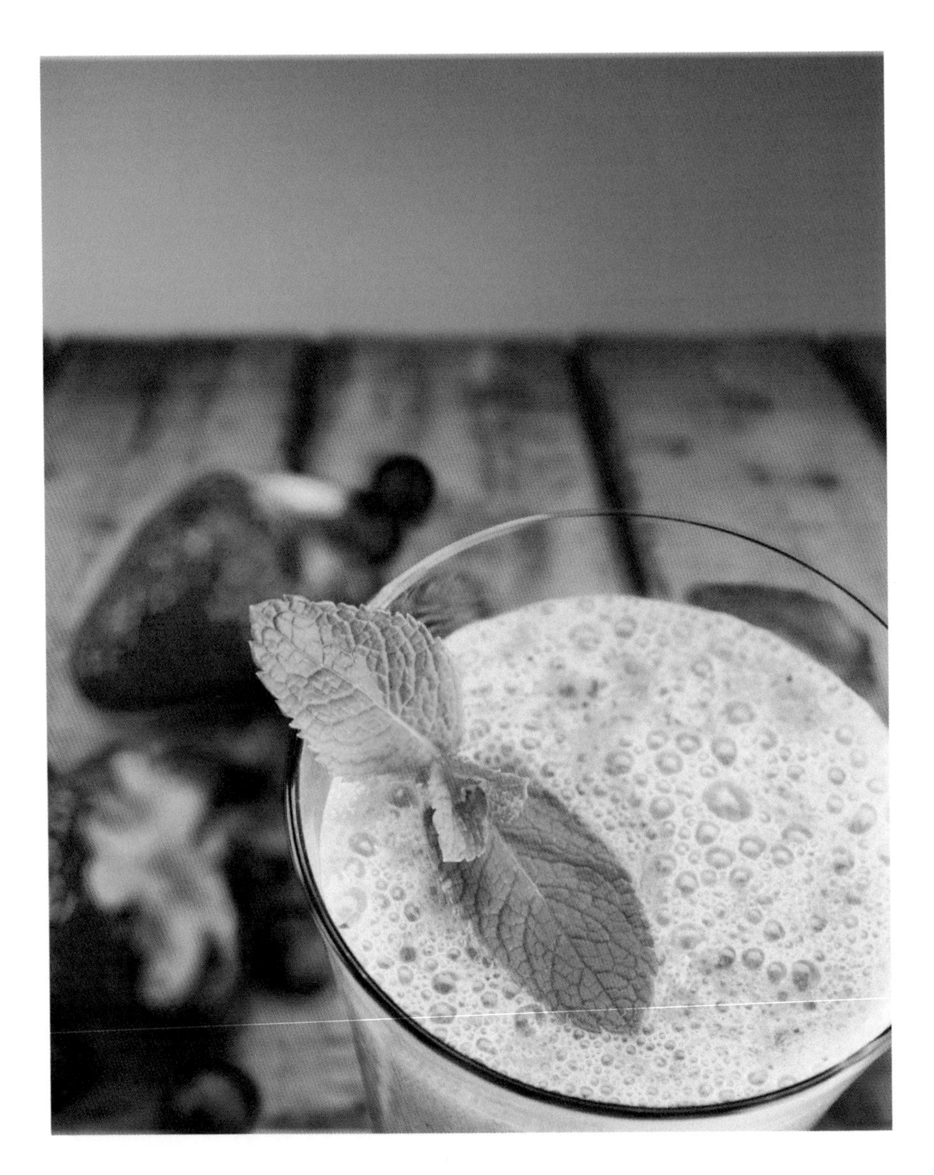

1. Apfel, Heidelbeeren, Erdbeeren und Kopfsalat gründlich waschen.

2. Apfel und Kopfsalat grob schneiden und zusammen mit Erdbeeren, Bananen und Heidelbeeren in einen Smoothiemixer geben.

3. Die restlichen Zutaten hinzufügen und 1 Minute lang mixen.

Mandelmilch mit Zimt

Wir empfehlen, dieses Geheimrezept jeden 2. Tag zu genießen. Schmeckt gut und senkt auf Dauer den Blutzucker.

Zeit: 10 Minuten

Schwierigkeitsgrad:

Zutaten für 2 Personen

Mandeln
1/2 TL Ceylon Zimt
1/4 L Wasser
1/2 EL Erythrit

1. Eine Handvoll Mandeln am Vortag in Wasser einweichen.

2. Nach zirka 24 Stunden mit klarem Wasser abspülen und in einen Blitzhacker einfüllen.

3. Frisches Wasser und Ceylon Zimt beigeben (nach Belieben mit Erythrit süßen).

4. Alles zusammen 1 Minute lang zerkleinern und danach durch ein engmaschiges Sieb (funktioniert auch mit dem Blatt einer Küchenrolle) durchseihen. Schmeckt gut und senkt verlässlich den Blutzucker!

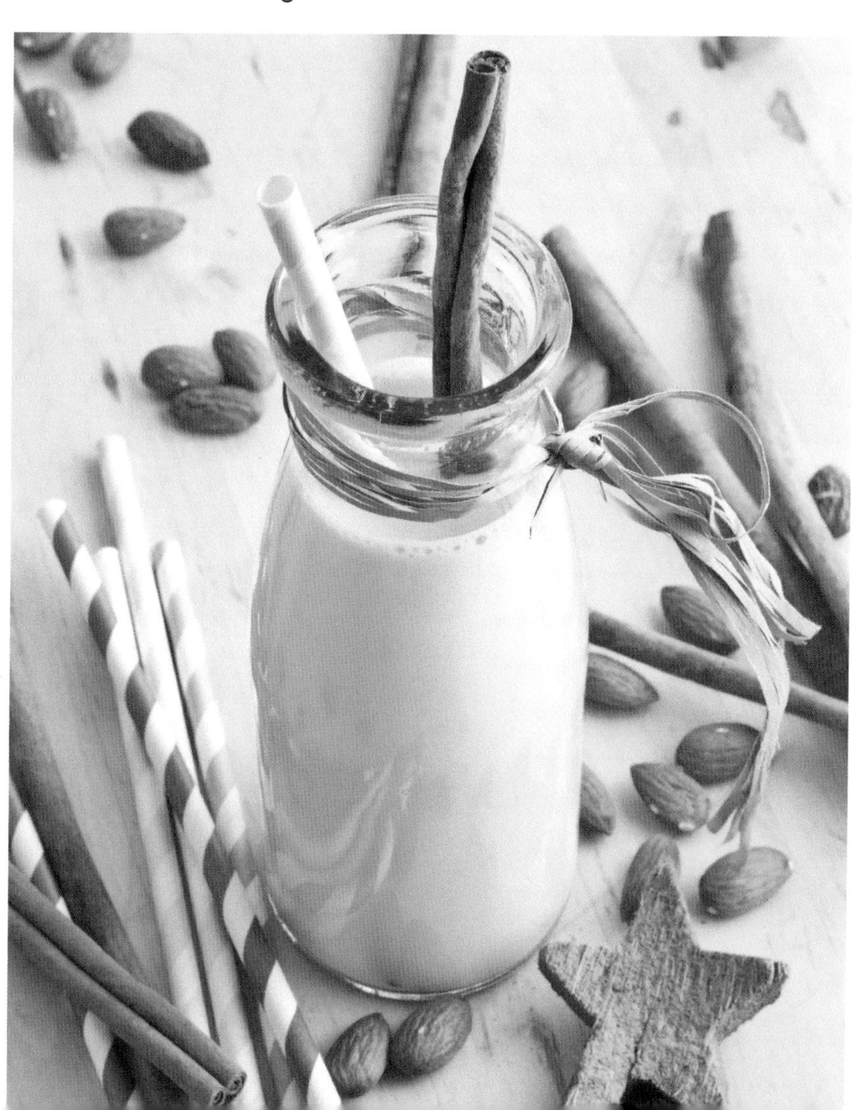

Müsli ohne Getreide

Handelsübliche Müsli haben zumeist einen viel zu hohen Getreide- und Zuckeranteil. Kreieren Sie doch lieber einmal Ihr eigenes Müsli und starten Sie mit diesem Rezept kraftvoll in den Tag!

Zeit: 2,5 Stunden

Schwierigkeitsgrad:

Zutaten für 700 g

50 g Walnüsse grob geschnitten
170 g Mandeln
30 g Kürbiskerne
50 g Leinsamen
70 g Sonnenblumenkerne
40 g Chiasamen
3 EL Flohsamenschalen
2 EL Gojibeeren
150 g Kokosraspeln
100 g Kokoschips (grob geschnittene Kokosraspeln)
7 EL Erythrit
4 EL Kokosöl
1/2 TL Zimt

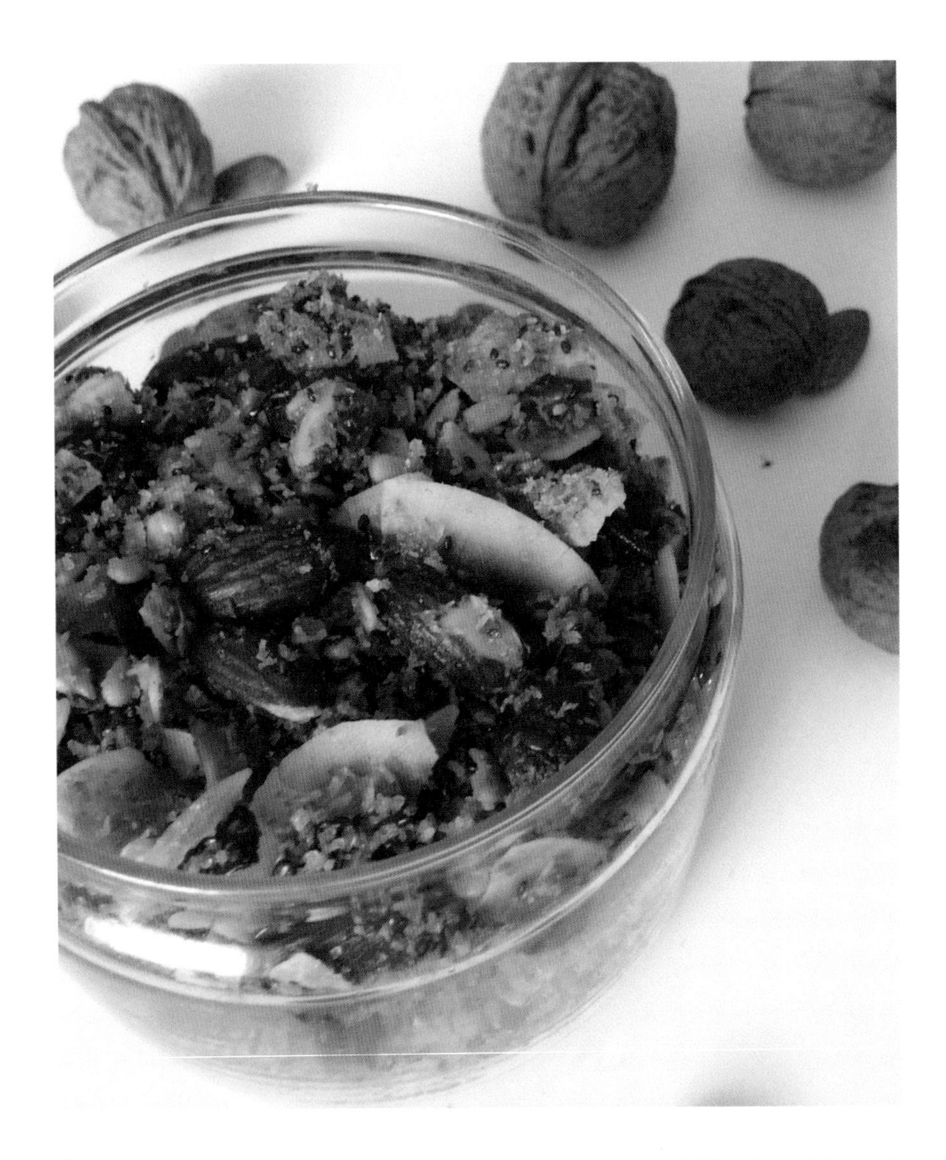

1. Backofen auf 130 °C Umluft vorheizen. Walnüsse und 50 g Mandeln grob schneiden.

2. Alle Zutaten gut miteinander vermischen und auf einem mit Backpapier ausgelegten Backblech verteilen. 2 Stunden lang rösten.

3. Zwischendurch immer wieder mit einem Kochlöffel gut durchmischen.

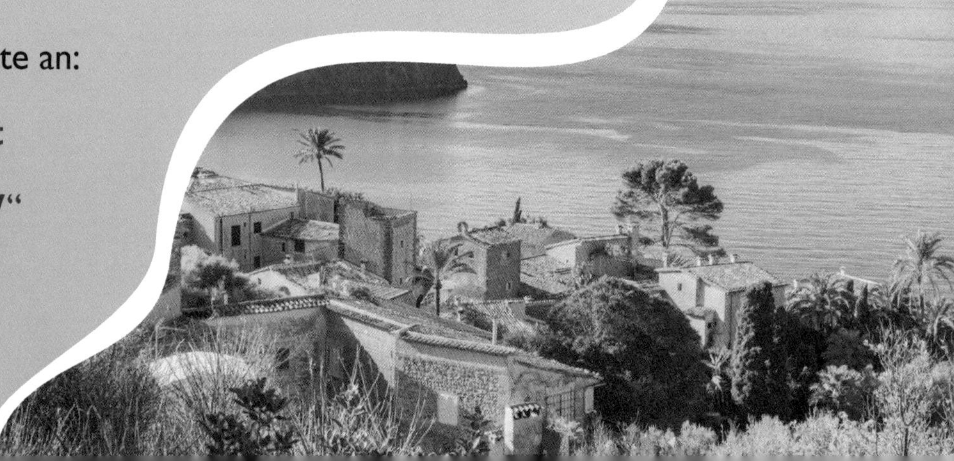